JN114138

心理学で支える認知症の理論と臨床実践

大庭 輝　佐藤眞一［編］
Hikaru Oba　Shinichi Sato

誠信書房

目　次

―― 第Ⅱ部　事例編 ――

序章

認知症の心理実践へのいざない

大庭 輝・佐藤 眞一

序.1　なぜ認知症に心理学が必要か

本書は認知症の心理学に関する内容を取り扱っている。なぜ認知症に心理学が求められているのか――それは認知症疾患が脳の病であり，脳は心に深く関わる臓器であるからにほかならない。

心理学は古くから知覚や記憶，注意，知能といった情報処理プロセスや集団力動，行動のメカニズムなど，目に見えない人の心に関わる多くの知見を明らかにしてきた。近年，心理学は認知科学や神経科学など，脳との結びつきも強くなってきており，脳の構造や機能を可視化することにより人の心の仕組みを明らかにしようとする試みも増えてきている。認知症高齢者の支援を行う上で，臓器としての脳の理解，そして構成概念としての心の理解は必要不可欠なのである。

また，臨床心理学は対人支援に関連する理論や実践を積み重ねてきた学問である。認知症の問題は当事者である個人だけでなく，個人を取り巻く周囲との関係性にさまざまな変化をもたらす。例えば，親子関係の再構築や施設などでの新しい生活における対人関係への適応が挙げられる。認知症高齢者本人だけでなく，介護に携わる家族，職務として認知症高齢者と関わる専門職に対する支援において，心理学が得てきた知見が果たす役割は大きい。

序.2　認知症とは

アメリカ精神医学会が発行している**精神疾患の診断・統計マニュアル第５版**（Diagnostic and Statistical Manual of Mental Disorders, 5th edition; **DSM–5**）によれば，認知症は，複雑性注意，実行機能，学習と記憶，言語，知覚－運動，社会的認知の６つの認知領域のうち１つ以上において以前の水準からの明らかな低下が見られ，そのことにより自立的な日常生活が阻害された「状態」を指すとされる（アメリカ精神医学会，2014）。例えば咳が出るとき，その原因は花粉症かもしれないしコロナウイルスによるものかもしれない。原因が異なれば治療法も異なる。認知症も同様であり，認知機能の低下をもたらす原因となる疾患はさまざまであり，対応方法も異なる。

また，認知症は認知機能の障害に付随して，暴力的な行為や介護への抵抗などの行動上の問題や，幻覚や妄想，うつや無気力（アパシー）といった精神上の問題が現れる。これらは，以前は認知機能障害という中核症状に対する用語として周辺症状，もしくは問題行動などと呼ばれていたが，1996年の国際老年精神医学会のコンセンサス会議をきっかけとして**認知症の行動・心理症状**（**BPSD**）という名称が一般的に用いられるようになった。BPSDは認知症になる前は見られなかったのだから，その原因に認知機能障害があることは間違いない。ただ，同じ認知機能障害があってもBPSDが現れる人もいれば現れない人もいる。すなわち，認知機能障害とBPSDとの間には本人の何かしらの心の動きが媒介していると考えられている（佐藤ら，2015)。なお，BPSDという用語は認知症高齢者に観察される様子を「症状」として捉えた当事者外からの視点であるが，当事者の視点から見れば直面している困難に対して解決を試みている行動とも捉えることができる。このような観点から近年ではチャレンジング行動という呼び方も使われるようになってきている（James, 2011)。

認知症高齢者の心のなかがどうなっているのかを適切にアセスメントすることができればBPSDを改善できることは少なくない。しかし，認知症高齢者が示すさまざまなBPSDは一見私たちにとっては不可解な行動である。それゆえに，真の原因が分からず「認知症の進行」と受け取られ，適切な対応がなされずにいることもある。結果として，BPSDへの対応は当事者を介護する家族だけでなく病院や施設などで支援に当たる専門職にとっても身体的・精神的に大きな負担をもたらしており，その解決に向けた支援は認知症の心理実践における主たる業務でもある。

序.3　認知症の予防と治療

認知症の代表的な原因疾患である**アルツハイマー病**の症例は，ドイツの精神科医であった Alois Alzheimer 博士によって 1906 年の南西ドイツ精神医学会で報告された（松下・田邉，2008）。そのときから 100 年以上が過ぎているが，現代の医学による治療は進行抑制を目的とした薬物療法が限界である。生活習慣の改善によりある程度予防が期待できる血管性認知症や，外科的手術により改善が期待できる正常圧水頭症や慢性硬膜下血腫といった疾患もあるものの，脳の神経細胞が変性する認知症疾患（アルツハイマー病，レビー小体病，前頭側頭葉変性症など）については，認知症を抱えながら日常生活を送っていく必要がある。

日本は総人口に占める 65 歳以上人口割合が世界一高い超高齢社会であり，その数は 2023 年 9 月時点で 3,623 万人，総人口に占める割合は 29.1% である（総務省，2023）。高齢化に伴い認知症疾患に罹患する人も増えており，2025 年には 700 万人にもなると推計されている。認知症の最大のリスク要因は加齢であり，年を取ったら誰もが認知症になる可能性がある。認知症高齢者の増加は医療・介護保険財政への影響も大きいため，2019 年に策定された日本の認知症戦略である**認知症施策推進大綱**では**共生と予防**が掲げられ，認知症の進行をできる限り遅くするための介入や生活習慣の改善が提案されている。こうした状況のなかで，政府は団塊の世代が 75 歳以上を迎える 2025 年を目途に，高齢者が住み慣れた地域で生活を継続できるよう，医療や介護，生活支援を一体的に提供する**地域包括ケアシステム**の構築を推進している。また，2023 年 6 月には，認知症の人が尊厳を保持し，社会の一員として尊重される社会の実現を図ることを目的に，認知症施策の基本的事項を定めた**認知症基本法**が成立した。

認知症の予防について，2020 年 7 月にイギリスの医学雑誌ランセットの委員会が，認知症の予防や介入，ケアに関する報告書を出版し，認知症の発症リスクを高める要因のうち40%は修正可能だと指摘した（Livingston et al., 2020）。修正可能な要因として挙げられたものは，若年期では教育歴，中年期ではアルコールの多飲や肥満，晩年では喫煙や糖尿病，社会的孤立や大気汚染などであった。一方，修正不可能な60%のリスク要因は年齢や性別，人種，遺伝的な影響などが挙げられている。心理的，環境的な要因も含まれているものの，認知症の修正可能な要因へのアプローチとして，基本的には健全な生活習慣への行動変容に向けた介入が重要であると考えられる。一方，世界保健機関（WHO, 2019）のガイドラインでは認知症予防に関する介入の多くは効果がはっきりしていないことが指摘されているが，禁煙や運動などは有害なことはなく利益が大きいため，活動自体は推奨されている。

残念ながら現在の医療水準では認知症そのものを治すことは難しいが，認知症に伴って起こる生活上の困難については工夫次第で予防・改善することが可能である。したがって，認知症高齢者がどのような困難を抱えているのか，認知症高齢者の心の世界を探っていく心理アセスメントが不可欠である。

序.4　日本の認知症ケアの歴史と心理実践における基本的態度

認知症高齢者は家族が介護するものであるという認識が1970年代では一般的であった。認知症の介護を取り扱った有吉佐和子（1972）の小説『恍惚の人』では，認知症を発症した義父の介護を行う嫁の苦労や苦悩が描かれている。この当時，施設への入所は措置，すなわち行政が処遇を決める制度のもとで行われていた。

1980年代になると認知症ケアに対する意識に変化が見られ始め，制度面では整備が進んできた。それに伴い認知症高齢者に見られる症状の原因や背景を理解した対応も模索され始めてはいたが，現場では依然としておむつを勝手に外す人に対して自分で脱ぐことができない「つなぎ服」を着せたり，入浴も男女混浴であったりと，当事者の尊厳が無視されたケアが行われることも少なくなかった（加藤，2008; 谷川，2022）。

2000年に**介護保険法**が施行され，介護はそれまでの措置から利用者との契約に基づくサービスへと移り変わった。施設形態も1980年代には直線の廊下や回廊式が中心だったが，2000年以降は個室があるユニット型の建物へと移り変わり，こうした施設形態の変化は認知症高齢者の心理学的支援に対する認識が高まる重要な転換期であった（大庭，2022a）。また，以前の認知症ケアは社会福祉からのアプローチによる介護を担う家族への支援が中心であった。一方，心理学はそもそも研究や対象である本人を探ることから始めるのが通常のアプローチであり，心理学の立場から考えると認知症を抱える当事者自身の症状やその背景に着目するのはむしろ自然な流れであったとも言える（佐藤，2023）。心理学的なアプローチのなかでも，イギリスの心理学者である Tom Kitwood（1997）が提唱した「**パーソンセンタードケア**」は，認知症高齢者への支援における基本的な考え方となっている。

しかしながら，医療や福祉現場では職場風土として介助など忙しく体を動かすことが仕事であると考えられていることがある。このような課題志向型（doing）の風土のなかでは，時に認知症高齢者との関わりが希薄になっていることもある。心理学的支援において支援の対象となる人との関係性は極めて重要である。課題志向型の風土のなかでの心理学的支援は時に居心地の悪さを感じることもあるが，そこに巻き込まれることなく対象者のそばに寄り添う関係志向型（being）の視点を持つことが認知症の心理実践では重要である（大庭，2018）。

序.5　認知症の心理実践の実際

序.5.1　公認心理師法から見た認知症の心理実践の対象

公認心理師法第 2 条では，公認心理師に求められる業務として，以下の 4 つが挙げられている。

一　心理に関する支援を要する者の心理状態を観察し，その結果を分析すること。

二　心理に関する支援を要する者に対し，その心理に関する相談に応じ，助言，指導その他の援助を行うこと。

三　心理に関する支援を要する者の関係者に対し，その相談に応じ，助言，指導その他の援助を行うこと。

四　心の健康に関する知識の普及を図るための教育及び情報の提供を行うこと。

「心理に関する支援を要する者」を対象とした支援には，認知症高齢者や，認知症の前駆段階である軽度認知障害の高齢者を主な対象とした心理療法および心理アセスメントが挙げられる。「心理に関する支援を要する者の関係者」を対象とした支援には，家族などの介護者に対する介護相談や心理教育，高齢者施設の職員など他の専門職に対する助言などがある。ただし，介護や職務における身体的・精神的負担が大きく，当事者の関係者自身が何かしらの精神的問題を抱えた場合には，「心理に関する支援を要する者」としての対象ともなり得る。

心の健康教育や情報提供に関わる業務として，地域の一般市民に対する認知症の啓発活動などが挙げられる。認知症という言葉は広く知られているものの，認知症＝アルツハイマー病，認知症はもの忘れ（記憶障害）の病気，などと受け取られていることも少なくない。認知症の原因疾患は多様であり，なかには初期には記憶障害が目立たないものもある。認知症に対する正しい知識を普及啓発し，地域で暮らす認知症高齢者が早期に適切な支援を受けられるようにすることを目的として認知症に関するさまざまな講演会やイベントなどが行われており，公認心理師も専門家として関与が期待されている。

序.5.2　公認心理師の職域から見た認知症の心理実践

公認心理師の職域としては保健医療，福祉，教育，司法・犯罪，産業・労働の５つが挙げられている。認知症の心理実践は保健医療や福祉が主な領域だと思われがちだが，実際にはこれら５つの職域すべてに関与している。

医療現場は認知症の心理実践に携わる心理職が最も多い領域であり，主な業務として認知機能検査を用いたアセスメント業務が行われている（日本臨床心理士会第３期高齢者福祉委員会，2018）。心理学的介入では，個人を対象としたものでは**支持的心理療法**や**応用行動分析**，**認知リハビリテーション**が，集団を対象としたものでは**回想法**や**認知活性化療法**などを用いた支援が行われている。また，保健医療領域における**アウトリーチ**活動として，専門職のチームが地域に出て認知症高齢者の早期支援を行う**認知症初期集中支援チーム**に心理職が加わっている場合もある。

福祉領域では，介護職員と協働した生活支援という視点から心理学的支援に携わる。治療の場である医療と異なり，福祉の現場は生活の場であるため，心理学的支援の対象者にどのような生活上の困難が起こっているのか，脳と認知機能の関係を紐解きながら支援に当たる必要がある。福祉領域ではBPSDへの対応に職員が困難を感じていることが少なくない。そこで，心理職の役割として認知症高齢者自身に対する支援だけでなく，BPSDの背景にある認知機能障害や心理的要因についてアセスメントを行い，他職種に対して解決に向けた助言をする**コンサルテーション**も求められる。また，家族などの介護者を支援するための方法の１つとして家族教室などによる**心理教育**が行われることもある。

教育領域では認知症高齢者が直接支援対象となるわけではないが，中年期の親であれば子育てと介護の板挟みになっており，そのことが原因で子どもの学校での適応に影響していることもある。また，近年では**ヤングケアラー**に対する支援の必要性も指摘されるようになってきた。ヤングケアラーの定義は曖昧な部分もあるが，ケアを要する家族がいるためにケアを担う子どもたちのことを言い，祖父母の介護を担っている子どもたちも一定数いることが明らかになっている（濱島，2022）。学校での生活に不適応を起こしている子どもがヤングケアラーであった場合には，介護体制の構築に向けた介入も必要であろう。さらに，認知症基本法では学校における認知症に関する教育の推進も明記されており，認知症に対する正しい知識の普及啓発も今後心理職に求められてくると思われる。

司法・犯罪領域では，認知症高齢者による犯罪の刑事責任能力の有無が問題となることがある。また，受刑者の高齢化および認知症の増加が問題となっており，法務省（2016）の報告では60歳以上の受刑者のうち認知症傾向にある者はおよそ14%であった。この調査結果を受けて，2018年度から各矯正管区の基幹施設では認知症の**スクリーニング検査**が行われている。

産業・労働領域では，働き盛りの世代が親の介護のために職場を辞めざるを得ない**介護離職**の問題や，**若年性認知症**の人に対する支援が求められる。また，認知症の支援に携わる専門職も一労働者であるため，メンタルヘルスの改善や悪化の予防に向けた心理的介入は産業・労働領域における認知症の心理実践に含まれる。さらに，近年では金融老年学にも注目が集まっており，高齢者の経済活動を支えるために，民間企業においても認知症の判別が重要な課題になっている。

序.6　多職種連携に基づく支援

認知症高齢者の支援には多くの専門職が関与しており，そのなかでは**多職種連携**に基づいたアプローチが基本となる。連携の仕方にはいくつかモデルがある。

菊地（1998）は多職種チームを「対人援助サービスを行う多職種チームとは，分野の異なる専門職が，クライエントおよびその家族などの持つニーズを明確にした上で共有し，そのニーズを充足するためにそれぞれの専門職に割り当てられた役割を，他の専門職と協働・連携しながら果たしていく少人数の集団」と定義した。そして，多職種連携のモデルとして multidisciplinary model（MM），interdisciplinary model（IM），transdisciplinary model（TM）の３つの連携モデルについて概念を整理した（図 序.1）。MM は連携という視点は薄いが指揮系統が明確であることが特徴であり，IM は多職種がコミュニケーションを取り情報共有を図りながら支援方針を決定していくモデルであるが，各々の専門職としての役割は独立している。TM は一定の条件のもとで各専門職が役割を意図的・計画的に共有しながら支援を行うモデルである。

望ましい連携のモデルは状況によって変化するため，これらのモデルのどれが優れているということではない。MM は救急などの緊急を要する場面では指示の伝達が早く望ましいと考えられるし，IM は医療機関でのリハビ

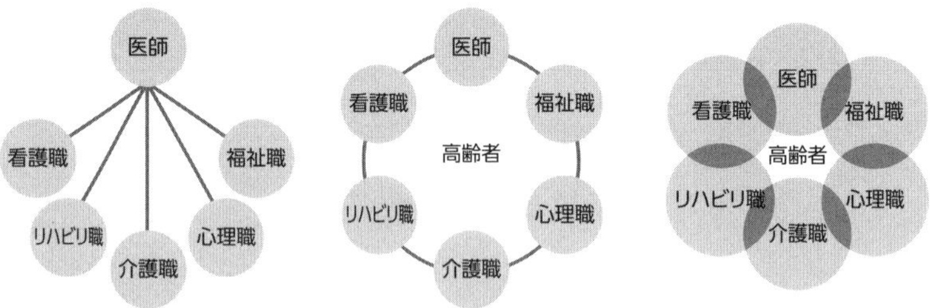

図 序.1
多職種連携のモデル
出典：大庭（2022b）

リテーションのような治療場面などで有用である。TM は医療機関のデイケアや福祉施設など，生活の支援に関わる場面でよく見られる。ただ，それぞれの職種が個人として受けてきた教育や臨床現場での経験などによって基本として認識している連携モデルが異なっている可能性があり，こうした職種間・個人間の認識のずれが多職種連携を困難にする一因となっている可能性がある（大庭，2022b）。

多職種連携は公認心理師養成においても重視されている事項である。しかしながら，多職種連携をどのように行えばよいのか，という点については心理職に限らずどの職種においても共通の課題でもある。多職種と積極的にコミュニケーションを取り，互いの職種の強みや弱みに関する理解，他の職種の専門性に対する敬意を深め，よりよい連携の形を実践のなかで探っていくことが大切である。

序.7　認知症の心理実践をどう学ぶか

日本臨床心理士会第 3 期高齢者福祉委員会（2018）や加藤ら（2021）の調査によると，心理職が業務上で困っていることとして認知症の心理実践に関する研修機会の少なさが挙げられている。大学や大学院における教育機会も他の領域に比べると少なく，現場に出てから認知症の心理実践に携わることになり戸惑う者もいるようである。**公認心理師法第 43 条**では公認心理師としての**資質向上の責務**が明記されている。専門職としての継続訓練のために，認知症の心理実践を学ぶ機会が得られる専門学会をいくつか紹介する。老年期の専門学会以外でも，公認心理師や臨床心理士の職能団体が高齢者を対象とした心理実践の研修会を開催している。

①**日本老年臨床心理学会**　日本で唯一の老年臨床心理学に関する学会である。現場で認知症の心理実践に携わる心理職を主な会員としている。定期的に老年臨床心理学の実践に関する研修会を企画している。

②**日本老年行動科学会**　「研究と実践の出会いの場」を理念に掲げており，心理職に限らずさまざまな医療や福祉の専門職が入会している。若手や現場の実践に対する研究助成も行っており，大学院生でも応募することができる。

③**日本老年精神医学会**　医師を中心とした学会であるが心理職も多数入会しており，大会では心理学系のセッションも多い。学会として専門心理士の認定を行っており，認知症の心理実践の研鑽を積むための定期的な研修会が開催されている。

④**日本認知症ケア学会**　会員数25,824名（2023年7月現在）と，認知症に関連する学会としては国内最大規模の学会である。認知症ケアに関係する多くの専門職や行政関係者などが入会している。学会認定資格として，認知症ケア専門士がある。

⑤**日本神経心理学会**　脳の障害によって起こるさまざまな神経心理学的症状についての研究や実践に携わる専門職が入会している。日本高次脳機能障害学会と協働で臨床神経心理士の資格を認定している。

⑥**日本高次脳機能障害学会**　もともとは日本失語症学会であったが，現在では失語症をはじめとする高次脳機能の多様な側面についての研究や実践に携わる会員が所属している。日本神経心理学会と協働で臨床神経心理士の資格を認定している。

こうした学会で知り合った者同士で，クローズドな情報交換のためのネットワークが形成されていたり，勉強会が開かれたりしていることもある。慣れないうちは学会への参加や発表は勇気がいるかもしれないが，つながりができることで研鑽の機会だけでなく，就職や転職など新たなキャリアにつながることもあるため，積極的に関与してほしい。

序.8　本書の構成

本書は理論編と事例編から構成されている。

理論編では，①認知症に関わる心のメカニズムとして，認知機能について理解すること，②認知機能と脳のつながりをもとにした，認知症のアセスメント手法と考え方について理解すること，③認知症の当事者や，その関係者に対する心理学的介入法について理解すること，の3点について学習することをねらいとしている。基本的知識とはいえ高度な内容も取り扱っているため，難解な部分もあるかもしれない。理論編をじっくりと読み進め，認知症の心理学的支援に必要な基本的知識を身につけてもらいたい。

事例編では，理論編の内容を踏まえて，医療・福祉・地域における認知症の心理学的支援の実際について紹介している。各章の執筆者は認知症の心理学的支援に携わる若手からベテランの心理職である。それぞれが，携わる領域のなかで手探りしながら認知症の心理学的支援の方法を切り拓いてきた。高齢者の心理臨床を専門とする心理職の数は他の領域に比べると絶対的に少ない。これから認知症の心理実践に携わる者のなかには，一人職場で何をしたらよいか模索することから始まる者もいるかもしれない。事例編で紹介する認知症の心理学的支援の実際が，現場で支援に携わる読者の道標となることを願う。

以下に各章の概要についてまとめた。大学生や大学院生，臨床現場に出て間もない初学者であれば，まずは理論編を読み，そこで取り上げられている内容についての理解を深めてもらいたい。一方，すでに一定程度の知識や経験を有しており，自らの行っている心理実践を振り返りたい，どんなことができるか自らの臨床の参考にしたいと考えている者であれば理論編を飛ばして事例編から読んでもらっても構わない。事例は各章で完結している。概要を読んで，勤務する職場で実践できそう，実践してみたいと思う事例から読み進めてもらいたい。

なお，本書は認知症の心理学的支援における入門書として幅広い内容を扱っているが，認知症の心理学的支援はこの一冊で説明しきれるものではない。本書で取り上げられている事柄の詳細については，より専門に特化した成書も用いながら学びを深めてほしい。また，本書の最後に推薦図書を紹介しているので参考にしてほしい。

【第Ⅰ部　理論編】

- **第１章　認知心理学と心のメカニズム**　　認知症の心理学的支援を実践するためには，認知機能とはそもそも何かを理解する，認知心理学の視点が欠かせない。本章では記憶，注意，実行機能などの認知機能について詳細に解説し，認知機能を評価するための検査の課題に含まれる情報処理過程について，単なる量的理解によらない総合的な考察の重要性について指摘している。
- **第２章　脳から見た認知症の理解と神経心理学的アセスメント**　　アセ

スメントはただ検査をすれば何かが分かるものではなく，脳と認知機能との対応についての理解が欠かせない。本章の前半では脳という臓器に関する基本的な知識と，脳から見た認知症の原因疾患別の特徴について取り上げ，後半では認知症の神経心理学的アセスメントの目的や実施に当たっての留意点，よく使用される認知機能検査について事例を交えながら解説している。

- **第 3 章　認知症への心理学的介入**　認知症の心理実践の対象として，認知症の当事者，家族等の介護者，施設の職員が挙げられるが，それぞれに対して用いられるアプローチは異なる。本章では，心理学的介入の標的となる問題や介入法の選び方，実施に当たっての留意点について解説している。また，行った介入の効果を評価することの重要性を指摘し，評価に用いられる尺度も紹介している。

【第Ⅱ部　事例編】

- **第 4 章　認知症高齢者への心理療法**　認知症を抱えることによる生活の変化は，次第に「その人らしさ」を失わせていく。しかし，認知症高齢者の自尊感情と「その人らしさ」は強く結びついている。本章では支持的心理療法により認知症高齢者の「その人らしさ」に再び光を当て，自尊感情の回復を図るプロセスを紹介している。
- **第 5 章　認知症高齢者に対する応用行動分析学的介入**　応用行動分析は BPSD に対する介入法の 1 つとして国際老年精神医学会のガイドラインでも推奨されている。本章では BPSD を環境から理解する視点の重要性を強調し，応用行動分析の理論的枠組みと支援の実際について 3 つの事例を比較して紹介している。
- **第 6 章　認知症と身体疾患**　認知症の心理実践のなかでは，身体疾患に対するアプローチも求められる。本章では①身体症状，②精神症状，③社会・経済的問題，④心理的問題，⑤実存的問題の視点による包括的アセスメントや機能分析を用いて，骨折による入院をきっかけに精神状態が不安定になった認知症高齢者への支援の実際を紹介している。
- **第 7 章　高齢者福祉領域での心理学的支援**　治療を目的とした医療機関と異なり，介護施設では生活の視点が求められる。BPSD と生活行為の関連を理解するために，本章では心理・環境・機能の3つの領域に着目したアセスメント結果をもとにした，介護老人保健施設での生活に困難を抱える認知症高齢者の支援事例を紹介している。

- **第8章　認知症支援のアウトリーチ活動**　地域には，困難を抱えながらも必要な情報や支援が届かない人たちが存在する。本章では専門職が地域に出てこのような人たちを支援につなげるアウトリーチ活動の一環として，心理職として携わった認知症初期集中支援チームと認知症カフェでの事例を紹介している。
- **第9章　認知活性化療法の理論と実践**　イギリスで開発された Cognitive Stimulation Therapy は認知症高齢者への非薬物的アプローチとして世界的にスタンダードになりつつある手法であり，日本では認知活性化療法としてマニュアル化されている。本章では身体的愁訴を呈した認知症高齢者に対して認知活性化療法を実施し，問題の改善だけでなく認知機能の改善も見られた事例を紹介している。
- **第10章　認知症の認知リハビリテーション**　予防医学で用いられる一次予防（健康増進・疾病の罹患防止），二次予防（疾病の早期発見・早期治療），三次予防（疾病の悪化防止・社会復帰促進）の考え方は近年認知症に対しても用いられるようになった。本章では認知症高齢者の生活の質を高めるための取り組みとしての三次予防に着目し，その介入として認知リハビリテーションを用いた事例を紹介している。
- **第11章　認知症高齢者の意思決定支援**　認知症に伴う判断力の低下は，本人にとって必要な医療行為の選択や財産管理を困難にするため，適切な意思決定を下せるようにするための支援が求められている。本章では認知症高齢者に対する意思決定支援として医療同意を取り上げ，半構造化面接による評価ツールを用いた支援の事例を紹介している。

【引用文献】

アメリカ精神医学会　日本精神神経学会（日本語版用語監修）（2014）．DSM-5 精神疾患の診断・統計マニュアル．医学書院．

有吉 佐和子（1972）．恍惚の人．新潮社．

濱島 淑恵（2022）．ヤングケアラーの現状とその背景について：認知症の祖父母のケアを担うケースに着目して．日本認知症ケア学会誌，*21*，410–417．

法務省　(2016)．認知症傾向のある受刑者の概数調査結果の公表について．
https://www.moj.go.jp/kyousei1/kyousei08_00062.html（2023/2/25 確認）
James, I. A. (2011). *Understanding Behaviour in Dementia that Challenges: A Guide to Assessment and Treatment.* Jessica Kingsley.（ジェームズ，I. A.　山中　克夫(監訳)(2016)．チャレンジング行動から認知症の人の世界を理解する：BPSD からのパラダイム転換と認知行動療法に基づく新しいケア．星和書店.）
加藤 伸司　(2008)．認知症ケアはここまで進んだ．老年精神医学雑誌，*19*，629–635.
加藤 佑佳・大庭 輝・成本 迅　(2021)．認知症を伴う高齢者臨床に携わる心理職を対象とした質問紙調査：意思決定能力評価の観点を含めた業務実態と現場で直面した課題，および教育プログラムに関するニーズ．高齢者のケアと行動科学，*26*，122–131.
菊地 和則　(1999)．多職種チームの３つのモデル：チーム研究のための基本的概念整理．社会福祉学，*39*，273–290.
Kitwood, T. (1997). *Dementia Reconsidered: The Person Comes First.* Open University Press.（キットウッド，T.　高橋 誠一(訳)　(2017)．認知症のパーソンセンタードケア：新しいケアの文化へ．クリエイツかもがわ.）
Livingston, G., Huntley, J., Sommerlad, A., Ames, D., Ballard, C., Banerjee, S., et al. (2020). Dementia prevention, intervention, and care: 2020 report of the Lancet Commission. *The Lancet, 396,* 413–446.
松下 正明・田邉 敬貴　(2008)．ピック病：二人のアウグスト（神経心理学コレクション)．医学書院.
日本臨床心理士会高第３期齢者福祉委員会　(2018)．高齢者領域における臨床心理士の活動実態に関する WEB 調査報告書（2018).
http://www.jsccp.jp/suggestion/sug/pdf/koureisya_WEBhoukoku.pdf（2023/2/25 確認）
大庭 輝　(2018)．コミュニケーションを通した認知症のアセスメント．高齢者のケアと行動科学，*23*，2–10.
大庭 輝　(2022a)．先駆者が語る日本の老年心理学の歴史．生老病死の行動科学，*26*，3–9.
大庭 輝　(2022b)．高齢者臨床に携わる心理職の教育・実践の現状と展望．老年臨床心理学研究，*3*，35–41.
佐藤 眞一　(2023)．認知症の心理学：認知症の人の心の世界．東洋英和女学院大学死生学研究所(編)，死生学年報 2023：死生学の拡がり（pp. 87–104)．リトン.
佐藤 眞一・大庭 輝・新田 慈子　(2015)．３ステップで理解する認知症 相談・対応のポイント．大阪府.
https://www.pref.osaka.lg.jp/attach/24893/00368385/2015caremannual.pdf（2023/2/25 確認）
世界保健機関（WHO ガイドライン『認知機能低下および認知症のリスク低減』邦訳検討委員会）(2019)．認知機能低下および認知症のリスク低減：WHO ガイドライン．
https://www.jri.co.jp/MediaLibrary/file/column/opinion/detail/20200410_theme_t22.pdf (2023/2/25 確認)
総務省　(2023)．統計からみた我が国の高齢者：「敬老の日」にちなんで．
https://www.stat.go.jp/data/topics/topi1380.html（2023/9/17 確認）
谷川 良博　(2023)．認知症の人の「決める」を支えるために．日本認知症ケア学会誌，*21*，498–499.

第 I 部

理論編

第1章

認知心理学と心のメカニズム

岩原 昭彦

1.1 はじめに

加齢が認知機能に与える影響は多岐にわたるが，なかでも記憶機能への影響が最も大きい。とはいえ，記憶機能が低下するといっても，記憶は，処理速度，選択的注意，方略の使用等の種々の要因と関連しているので，記憶機能の低下を記憶だけの問題として捉えることは難しい。実行機能や複雑性注意等の種々の要因が記憶の土台となって学習や獲得は成功する。これらの機能が低下すると，新規に入力された情報は学習されず，後で思い出せなくなる。しかも，記憶機能はさまざまな段階に分けられ，どの段階でも障害が発生する。認知症，特にアルツハイマー型認知症の重要な中核症状である記憶障害を理解するためには，記憶機能だけでなく，それらと関連する認知機能について理解する必要があるし，健常加齢による機能低下と病的な機能低下，つまり認知症との違いを理解する必要がある。

本章では，学習と記憶，言語，知覚－運動，社会的認知，実行機能，複雑性注意といった認知症（神経認知障害）の6つの認知領域のなかでも，学習と記憶，実行機能，複雑性注意を健常加齢と認知症との違い，認知症の進行段階における違いを踏まえながら検討していく。認知症には，アルツハイマー病，レビー小体病，前頭側頭葉変性症，脳血管障害によるものに大きく分類できるが，本章の目的は病態を理解することではなく認知機能についての理解を深めることであることから，アルツハイマー型認知症を例として取り上げ，認知機能とその障害について解説する。

1.2　学習と記憶

記憶とは，過去に獲得された情報の利用を可能にする精神機能を包括する概念であり，あらゆる体験を脳が処理できる形に，符号化（記銘）し，貯蔵（保持）し，検索（想起）する機能の総体のことを言う（石合，2022）。記憶を過去の影響が何らかの形で残存していることと捉えた場合，学習と記憶との区分は明確ではなくなる。そこで，本章では記憶という観点に絞ってその認知情報処理過程について解説する。

1.2.1　記憶の構造

記憶がどのような仕組みであるかは古くから関心がある問題であり，記憶をいくつかのタイプに分けて考えるという点で共通している。数秒から数十秒の間，限られた量の情報を保持しておく能力を短期記憶という。短期記憶という概念は，記憶の多重貯蔵モデルの一部であり，短期記憶の他には感覚記憶と長期記憶とがある。外界から入力された情報は感覚記憶に保持される。感覚記憶に保持された情報のうち注意が向けられた情報だけが短期記憶に保持され，精緻化リハーサルを受けた情報が長期記憶に転送される。長期記憶に貯蔵されている情報は永続的に保持される。記憶の多重貯蔵モデルは，外界から入力された情報の保持時間の長さの違いに基づいて記憶機能を概念的に区分している。

このように心理学では，保持時間の違いによって感覚記憶，短期記憶，長期記憶と分類されるが，臨床的には干渉の有無によって，即時記憶，近時記憶，遠隔記憶に分類されるという違いがある。即時記憶は記銘直後に想起されるもので時間による干渉を受けていない記憶，近時記憶は数分から数日の保持期間の間に干渉を受けた記憶，遠隔記憶は近時記憶よりも長い保持期間を経たものでより大きな干渉を受けた記憶ということになる。

心理学的な分類と臨床的な分類は厳密に定義すれば別物ということになるが，まったく対応していないわけではなく，短期記憶には即時記憶と近時記憶の一部（干渉時間が短期記憶の保持時間内のもの）が含まれ，残りの近時記憶（干渉時間が短期記憶の保持時間を超えたもの）と遠隔記憶は長期記憶に対応するものである。

1.2.2　感覚記憶

感覚器官を通して外界から取り込まれた情報は感覚記憶に取り込まれ，次に短期記憶，さらに長期記憶へ転送される。感覚器官は刺激情報を絶えず受容しており，刺激が去った後でもその興奮はごく短時間残っている。このような記憶を感覚記憶と言い，感覚器官からの情報を正確に（見たまま聞いたままを保存するという意味で）短時間保存する大容量の記憶システムである。視覚情報はアイコニック・メモリに，聴覚情報はエコーイック・メモリに貯蔵される。アイコニック・メモリは約250ミリ秒程度の時間しか保持されないが，エコーイック・メモリは数秒間程度保持される。感覚記憶の容量はかなり大きいものの，その保持時間はごく短い。そのなかにあって，どのような情報が後に残り，次の短期記憶に転送されるのだろうか。次々に入ってくる膨大な感覚記憶内の情報のうち，重要なものを選択し次の短期記憶に情報を転送する橋渡し的な役割を担っているのが注意である。

1.2.3　短期記憶

短期記憶は，感覚記憶内の情報対象に関心があるなど注意が向けられると，しばらくの間，情報を意識に留め置くことができる記憶である。短期記憶は容量も小さく，リハーサル等の操作をしなければ短時間で消失してしまう不安定な性質のものである。

短期記憶は言語性短期記憶と視覚性短期記憶とに分けられ，どちらの短期記憶も，容量と保持時間には制限がある。言語性短期記憶は，数字，単語，画像を提示し，直後に提示順（順唱）もしくは提示したのと逆順（逆唱）に項目を自由再生することで測定される記憶範囲を指標とする。簡便な記憶範囲の測定として頻繁に使用されているのが数唱である。1秒間に1つのペースで数字を読み上げ，その数字の系列を順唱もしくは逆唱で繰り返すことが求められる。1試行ごとに1つずつ数字の数が増えていき，正しく再生できた最大値が記憶範囲となる。

言語性短期記憶の容量は7±2チャンク（近年は4チャンクという見解もある）であると考えられている。チャンクというのは情報のまとまりの単位のことで，1桁や1語というものとは違う。短期記憶の容量が物理的な情報量でなく，自分が使用する言語における自然な言い回しのまとまりという意味的な情報量に基づいている。例えば，415794を415-794の3桁ずつに分解し，「よい子は泣くよ」と意味づけ（この場合は語呂合わせ）すれば2チャンクとなる上に，精緻化リハーサルがなされたことになり，長期記憶へ転送されやすくなる。このような方略の使用によって記憶成績は変動してしまう可能性がある。

1.2.4　ワーキングメモリ

最近では短期記憶は複数のシステムからなっていると考えられるようになり，ワーキングメモリと呼ばれるようになった。ワーキングメモリという考え方が提唱されるまでは，短期記憶は単なる受動的な貯蔵庫として考えられており，情報への積極的な働きかけという能動的な側面が軽視されていた。短期記憶を食器棚や本棚のような単なる入れ物ではなく，推論，学習，理解といった人間の認知的活動において決定的な役割を果たす記憶であると見なし，短期記憶という言葉の代わりに仕事をする記憶という意味で，ワーキングメモリという言葉が用いられている。

ワーキングメモリは音韻ループ，視空間スケッチパッド，エピソードバッファ，中央実行系からなっている（図1.1参照）。音韻ループには音声情報を一時的に貯蔵する働きと貯蔵された音声情報を取り出してリハーサルする（繰り返し音声化する）ことで情報を更新する働きとがある。発話や読解

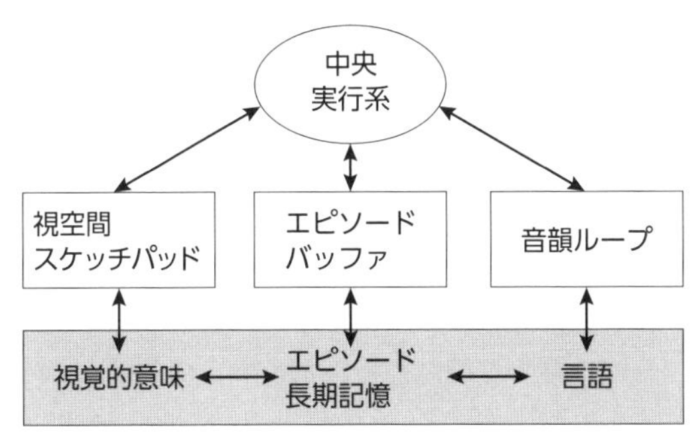

図1.1
ワーキングメモリ
出典：Baddeley（2000）を著者一部改変

で，いくつかの単語を保持することで，その後に続いて入力される単語の意味を理解することができる。単語は聴覚から直接的に音韻貯蔵システムに入力されるだけでなく，書き言葉や話し言葉のリハーサル，長期記憶からも入力される。音韻ループは，処理する項目の数ではなく，語の長さ（語長効果），読み速度，音韻の類似性（音韻類似性効果）の影響を受けることが知られている。長い語ほど成績が低下する語長効果や類似音からなる課題の成績が低下するという音韻類似性効果は，初期や軽度のアルツハイマー型認知症では健常者と違いが認められないことから，音韻ループの機能は正常である可能性が高い。

視空間スケッチパッドには視空間情報を一時的に貯蔵する働きと，それを操作する働きとがある。大きさ，形，色，距離，方向などの言語的にはリハーサルできない情報を保持するとともに，長期記憶から引き出された視覚的イメージを操作する。視空間スケッチパッドは，課題の遂行成績を高めるために，音韻ループと協働することもある。例えば，暗算の熟達者がそろばんのイメージを計算に用いていることは有名である。これらの相互作用的な機能は，エピソードバッファの働きによって説明される。

エピソードバッファは，ワーキングメモリ内で処理されたすべてのものを統合する働きをしている。音韻ループで処理された情報，視空間スケッチパッドで処理された情報，長期記憶から引き出された情報を統合し，1つのエピソードとして一時的に保持している。エピソードバッファを仮定することで，学習すべき項目リスト内の単語が視覚的に類似していると再生数が低下する視覚類似性効果の説明が可能となる。音韻ループを用いていると仮定される単語リストの記憶において，視覚類似性効果は音韻ループの機能だけでは説明することができないが，言語の音声，形態，その他の特性を統合する貯蔵システムを仮定することで説明可能となる。エピソードバッファにも容量があり，個人差もあるが，おおむね4つ程度と考えられている。

エピソードバッファはアウェアネスを通じて認識されることが仮定されており，意識そのものの重要な役割を担うとされ，音韻ループや視空間スケッチパッドへの意識的なアクセスもエピソードバッファを通じてなされると仮定されている。多数の情報源からの情報をひとつながりのエピソードへ結合していくのは中央実行系の役割であるが，エピソードバッファも中央実行系によって制御されている（坂村，2014）。アルツハイマー型認知症は，単純な顔や名前のリストを記憶するよりも，顔と名前という組合せのリストの記憶のほうが低下しやすい。これは顔と名前など，顔のイメージという視空間スケッチパッド内で処理されている視空間情報と名前という音韻ループで処理されている音韻情報とを結合すること，つまり，エピソードバッファの結合機能が障害されているからだと考えられている。

中央実行系は音韻ループや視空間スケッチパッドからの情報，長期記憶からの情報を統合し，適切な情報に注意を向け，不適切な情報を抑制するという機能を持つが，情報を貯蔵するという機能はない。貯蔵機能は，情報の種類に応じて，音韻ループ，視空間スケッチパッドが担うとともに，ワーキングメモリ内の種々の情報を統合したものを一時的に貯蔵するエピソードバッファが担っている。中央実行系は音韻ループ，視空間スケッチパッド，エピソードバッファというワーキングメモリの他の構成要素における処理を，それぞれに対する注意の割り当てを通して指示するとともに制御している。中央実行系は後述する実行機能（臨床的には遂行機能とも呼ばれている）と密接に関わるものであるため，中央実行系機能については実行機能の節で詳説する。

1.2.5　長期記憶

ワーキングメモリで処理された情報は長期記憶に転送される。長期記憶の容量は限りがなく，貯蔵される情報の量にはほとんど限界がない。また，長期記憶は，期間の長さにも際限がなく，一度長期記憶に貯蔵された情報は半永久的に保持される。長期記憶の情報は普段は意識されることなく，必要に応じて検索されたものがワーキングメモリに転送され，思い出されることになる。一般に年を取って記憶力が悪くなったというのはこの長期記憶の低下を指しており，年を取ると長期記憶から情報を取り出す能力が低下すると考えられている。

図 1.2 は長期記憶について一般的に考えられている記憶のタイプを表している。図 1.2 の最下段に記載してあるのはそれぞれの記憶タイプに対応すると考えられている脳部位である。記載がある脳部位に損傷が生じると，対応する記憶タイプに問題が生じることになる。長期記憶は宣言的記憶と非宣言

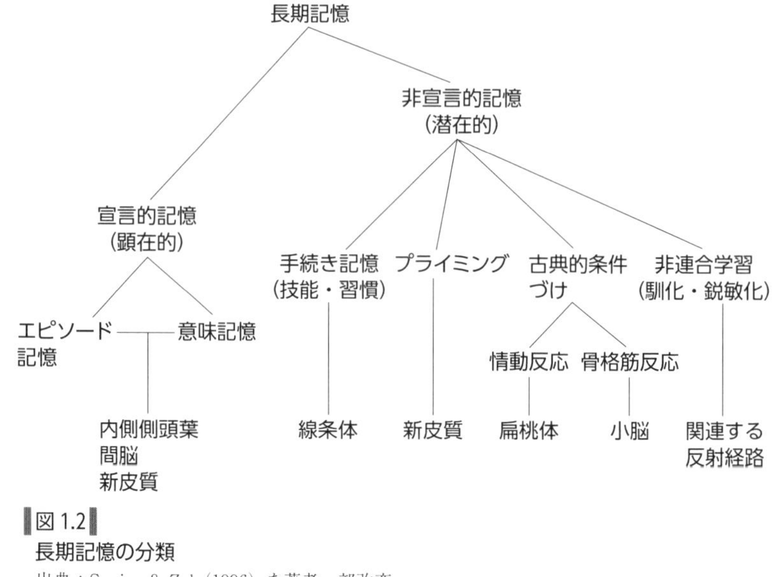

図 1.2
長期記憶の分類
出典：Squire & Zol（1996）を著者一部改変

的記憶とに分けられる。なお，臨床的には，宣言的記憶のことを陳述記憶，非宣言的記憶のことを非陳述記憶ということもある。

(1) 宣言的記憶

宣言的記憶は人，物，場所，出来事，事実等に関する知識である。宣言的記憶は何であるかの記憶であり，ある事実が真か偽かを述べることができるものである。宣言的記憶とは，言語によって叙述できる記憶を指しており，記憶にあるかどうかが意識されるものであり，顕在記憶と言われる。一方で，記憶にあるかどうかが意識されないものを潜在記憶と言う。

宣言的記憶はエピソード記憶と意味記憶とに分類される。「昨日の夕食に何を食べたか思い出せない」とか「先月の家族旅行でどこへ行ったのかを思い出せない」というのはエピソード記憶の問題である。エピソード記憶はある特定の時と場所で起こった出来事の記憶のことを言う。意味記憶はこの世界に対する知識，つまり概念，言語，自然現象，法則，事実などの一般的な知識であり，いつ，どこで，どのように情報が獲得されたのかは意識されない。「日本の首都は東京」とか「水の分子記号はH_2O」などはその例であり，出来事を抽象化して必要に応じて言語化することができる。

日常経験の積み重ねが意味記憶につながるとの考え方もある。類似した出来事を繰り返し体験すると出来事の詳細は区別しにくくなり，繰り返された体験が出来事や出来事が起こった文脈についての一般的知識を増加させ，知識のなかに取り込まれてしまう形でエピソード性を失っていく。ある人物に初めて出会ったときのことはエピソード記憶として貯蔵される。しかしその人物に何度も会っていると，その時々のことがエピソード記憶として貯蔵されると同時に，その人物についての知識が意味記憶として貯蔵される。

エピソード記憶と意味記憶は密接な関係性を持っているが，分離された別の記憶システムである。意味記憶はカテゴリーや連想的意味関係に基づいて体制化されている。このことは，脳損傷患者E.W.が示したカテゴリー特異的な意味記憶障害からも明らかである（Caramazza & Mahon, 2003）。E.W.は動物カテゴリーに関する命名課題の遂行成績は低いものの，果物や野菜や人工物の遂行成績には低下が認められなかった。意味記憶の障害では，物品の意味を同定すること，物品の名称を呼称すること，物品の使用法を説明すること，単語の意味を理解したり説明したりすることなどが困難になる。アルツハイマー型認知症でも意味記憶の障害が認められるが，前頭側頭型認知症，特に意味性認知症では語の意味に著しい障害が目立つ。

エピソード記憶は臨床的には近時記憶と遠隔記憶とに分けられる。近時記憶は最近に生じた出来事や出会った人，訪れた場所を想起する能力のことで，新しい経験を学習して記憶する能力を反映している。最近というのをどのように捉えるかについてはさまざまな考え方があるが，数分単位を最近として捉えるものや，数日までを最近として捉えるものもある。

近時記憶に障害があると，心理検査室で検査をしたことや担当の心理職の顔や名前を思い出すことができない。近時記憶はすべての記憶のタイプのなかで最も低下しやすく，近時記憶の障害が記憶障害の最初の徴候となることが多い。昨日に食べたものについて尋ねて答えられないというのも近時記憶の低下である。とはいえ，このような近時記憶の低下は健常高齢者でも加齢現象として経験するものである。認知症高齢者が示す近時記憶の障害は，昨日の食事の内容を忘れるだけでなく，食事をしたこと自体を忘れてしまう。

それゆえ，ご飯を食べたのに，まだ食べていないと主張することになる。このような発症時点よりも新しい情報の記憶障害で，新しく経験したことが脳に残らない症状を前向性健忘と言う。

一方，遠隔記憶は比較的古くに体験した出来事の記憶であり，堅固なもので低下しにくい。自分の結婚式のことや子どもが誕生したときのことなど個人や家族に関わる何年も前の出来事やそれに関わる人物や場所の記憶が遠隔記憶に相当する。昔のことであるにもかかわらず詳細かつ鮮明に覚えていることもある。どのくらい昔の出来事を遠隔記憶と言うかについてはさまざまな見解があり，数年前のものを遠隔記憶と見なす立場もあれば，数日前でも遠隔記憶であるとする立場もある。ちなみに，発症時点よりも前の情報の記憶障害で，過去経験の記憶が想起できない症状を逆向性健忘と言う。逆向性健忘は遠隔記憶の障害とも言える。逆向性健忘では，発症時点から一定期間の記憶は想起されないが，それ以前の記憶は想起できることが多い。このように古い情報よりも新しい情報のほうが障害を受けやすいことを「時間的勾配（リボーの法則）」と言う。どの程度の期間の記憶を想起できないかは重症度によって異なり，数日のこともあれば数か月や数十年ということもある。

(2) 自伝的記憶

自伝的記憶とは，エピソード記憶の一種で，自分が人生のなかで経験してきた出来事に関する記憶の総体であり，自己と関連が深いものである。自伝的記憶には自分の人生で経験した出来事や情報を想起することが含まれる。したがって，人生のなかで自分が経験した出来事というエピソード記憶に関する要素と自己に関する知識という意味記憶に関する要素とが組み合わさって，自分史を意味のあるものにしている。エピソード記憶的な自伝的記憶は過去に経験した出来事の時空間的な情報を回想し（回想記憶），意味記憶的な自伝的記憶は過去経験に関する知識や事実であり，それがいつどのように起こったのかを意識することはない。高齢者にとっては，エピソード記憶的な自伝的記憶を想起することのほうが意味記憶的な自伝的記憶を利用することよりも困難である。高齢者のエピソード記憶的な自伝的記憶は，若者と比較して，鮮明な出来事の想起にはなりにくく，現実に体験した出来事に自分の感情や思考が混ざった一般化された記憶として想起されやすい（Levine et al., 2002）。なお，自伝的記憶は遠隔記憶に含まれるものであるので，自伝的記憶の障害は上述した逆向性健忘ということになる。

(3) 展望記憶

展望記憶は，後で薬を飲むなど，将来何かをすることを記憶することである。意識的に決めたことや計画したことを，それを実行して行動するために思い出すことは実行機能とも関連が深い。展望記憶が低下すると，自立した日常生活を送る上で重大な影響を及ぼすことになる。展望記憶は意図の記憶とも捉えることができ，何かをしなければならないことを適切なタイミングで思い出すことと（存在想起），何をしなければならないかを思い出すこと（内容想起）が含まれる。

展望記憶は想起のきっかけとなる刺激の特質によって，事象ベースのものと時間ベースのものとに分けられる。事象ベースの展望記憶は，「食事が終わったら薬を飲む」というように，ある出来事を想起の手がかりとして記憶内容を想起するもので，自己の外に提示される特定の出来事を手がかりとして認識することが求められる。時間ベースの展望記憶は，「12 時になったら薬を飲む」というように，特定の時刻や時間経過を手がかりとして記憶内容を想起するもので，自ら時間情報を参照し，現在の状況をモニタリングして認識する必要がある。計画を起動させる外的な手がかりがある場合，事象ベースの展望記憶が行為を促すことになる。外的な手がかりがない場合，ワーキングメモリや注意の働きが展望記憶の成否に関わっている。

展望記憶は加齢に伴った低下はしない，あるいは高齢者のほうが逆に優れているとされる。健常高齢者が課題を遂行する場合，対人関係や社会的適応の要素を含む状況ではメタ認知が反映されやすく，そのことが年齢差を軽減させている可能性が高いということができる。すなわち，自分は忘れっぽいから気をつけようという心がけが，高齢者の“し忘れ”を軽減させると考えられている（梅田・小谷津，1998）。一方で，アルツハイマー型認知症高齢者は早期の段階から回想記憶だけでなく，展望記憶も障害されている。展望記憶の失敗は家庭内事故につながりやすく，介護者からは回想記憶の失敗よりもイライラすると言われている。展望記憶課題は軽度認知障害段階でも認められることや回想記憶の成績と関連することが知られている。軽度認知障害高齢者やアルツハイマー型認知症高齢者は事象ベース課題でも時間ベース課題でも健常高齢者に比べて成績が低下するという報告もあれば，事象ベース課題のほうが困難であるとする報告もある。

(4) 非宣言的記憶

非宣言的記憶とは言語での叙述が容易でない記憶のことであり，手続き記憶，古典的条件づけ，プライミング，非連合学習などがある。手続き記憶は非宣言的記憶の代表的なものであり，自転車に乗るなどの身体が覚えている記憶のことを言う。どのように自転車に乗るのかを言語的に説明することは難しいのが普通である。長い間，自転車に乗っていなかったとしても，乗れるかは乗ってみないと分からないしどのように乗るのかを聞かれてもうまく説明はできないが，いざ乗ってみると乗れてしまったのは身体で覚えた記憶，技の記憶が手続き記憶として保存されていたからである。また，パズルの解き方など同じ経験を何度も反復することで形成される習慣的な認知的な技能も手続き記憶に含まれる。

古典的条件づけとは，本来は中立的な刺激が確実に反応を引き起こす刺激と対に提示される経験をしたり訓練を受けたりすると，中立的な刺激に対して新しい反応が形成されることである。梅干しを見ただけで唾液が口のなかにあふれるような過去の学習経験の記憶や，怒りや笑いあるいは姿勢などの身体が覚えているような種類の記憶のことである。

プライミングとは先に経験したことが後に経験する事柄に対する反応を促進する（または抑制する）現象を言う。「しんりがく」という単語を先に見ていると，「し□り□く」の空欄を埋めて単語をつくるような課題の成績が，その単語を見ていない場合よりもよくなる現象（直接プライミングまたは反復プライミングと言う）はその一例である。これは，ある刺激が提示されると，その刺激に関する何からの情報が保持され，それが同一刺激に再び出会った際に処理を促進する働きをしていることによると考えられる（川口，1995）。

非連合学習とは，ある特定の刺激に対する行動が時間の経過とともに変化する過程のことであり，その変化を誘発するような結果や他の刺激との明らかな関連性がないまま行動が変化するもので，同じ刺激の反復の頻度に基づくものである。非連合学習には，大きく分けて「馴化（慣れ）」と「鋭敏化（感作）」の2つの形態がある。馴化とは，ある状況や刺激に慣れていく過程のことで，刺激に繰り返しさらされた後，反応を誘発するための刺激の有効性が低下することを言う。例えば，大きな音を聞くとびっくりして音がした方向を振り向く驚愕反応を示すが，同じ音を何度も繰り返し聞くと驚愕反応は減少していくというものである。また，鋭敏化とは，生得的な反応を引き起こす刺激を繰り返し経験するとその反応が増強されることで，異常に強い刺激や痛みを伴う刺激にさらされた後，ほとんどの刺激に対して反応してしまうようになることを言う。例としては，大地震を経験した後には，少しの揺れでも恐怖を感じるようになる。アルツハイマー型認知症では，非宣言的記憶は障害されにくい。

1.2.6　エピソード記憶と忘却

アルツハイマー型認知症の主症状はエピソード記憶の障害である。それゆえ，エピソード記憶の符号化過程や検索過程について深く理解することは重要である。臨床に役立つ認知心理学を学ぶとは，エピソード記憶とは何かということを理解することではなく，エピソード記憶に関わる処理過程について理解することである。ここではエピソード記憶の検索過程を取り上げ，エピソード記憶の忘却について説明する。エピソード記憶が検索されないことにはさまざまな原因が考えられる。思い出せないというエピソード記憶の検索に関わる問題を多角的に考えることを通して，認知心理学を学ぶことの重要性を感じてほしい。

エピソード記憶は，符号化，貯蔵，検索という3つの段階で構成されている。まず，注意が向けられた特定の情報がワーキングメモリ内に取り込まれ符号化操作がなされる必要がある。記憶が数日，数週間，数年という長期的に利用できるように変換されるには，多くの場合は睡眠中に起こる固定化という過程を経なければならない。符号化と固定化という過程が完了したものは，長期記憶の情報として取り出すことが可能になる。

一般的に，高齢者が経験する記憶に関わる問題というのは，どこに鍵を置いたか分からないというような忘却に関わるものであるが，それは符号化が十分でなかったか，検索するときに貯蔵された情報に接近できなかったかによる。それ以前に，鍵を置くこと自体に注意が向いていなかったかもしれない。また，不安やストレスなどの心理的な状態も忘却の原因となる。ゆえに，あることを思い出すためには，符号化，貯蔵，検索のいずれの過程においても情報処理がうまくなされている必要がある。

(1) エピソード記憶の検索過程

臨床的な側面から見た場合，エピソード記憶の検索過程は回想と熟知性の2つの過程に分類される。回想とは，特定の情報を特定のエピソードから想起することで，一般的に文脈に依存し，関連する記憶の手がかりを使うことで向上する。私たちが記憶している具体的な内容であり，言語的情報や空間的情報など，さまざまな形をとる。熟知性とはエピソードの詳細な文脈を伴わない，以前に経験したものであると感じる過程である。この2つの過程は加齢の影響が異なっており，回想は高齢者で低下する一方で熟知性はさほど低下しない。加齢と同様に，アルツハイマー型認知症の初期段階では回想が大きく低下するものの，熟知性は低下しにくい。

エピソード記憶の検索過程を評価する方法としては，再生や再認などがある。保持している記憶内容を自らが産出することを再生，保持している内容が以前に経験したものであると同定することを再認という。再生のなかでも，以前に学習した情報を任意の順序で再生しようとするものを自由再生，何らかの手がかりを用いて学習した情報を思い出そうとするものを手がかり再生と言う。

対象者に学習した単語リストを自由再生を用いて検索させると，学習リストの最初と最後の部分が最もよく記憶されるという結果が得られる。学習リストの最初の部分の再生率が高いことを初頭効果，最後の部分の再生率が高いことを新近性効果と言う。新近性効果は学習項目がまだ短期記憶内にあることに起因すると考えられている。したがって，学習段階とテスト段階との間に時間を空けると（遅延再生），学習の直後にテストをした場合（直後再生）と違って，新近性効果が見られなくなる。一方，初頭効果は，学習リストの最初のほうにあった項目は最もリハーサルを受けているために長期記憶（臨床的には近時記憶）に移されたと考えられる。このことを踏まえると，単語リストの自由再生検査においてどの位置の単語が再生されたかを検討することで，再生数や再生率という量的な側面だけでは得られない情報を得ることができる。

単語リストの記憶課題において自由再生だけを実施して再生数や再生率だけを数値化するだけでは記憶障害を十分に評価したとは言えない。自由再生で検索に失敗した項目に手がかり（例えば，カテゴリー名など）を与えた場合は当該の項目を検索できるのか，手がかり再生でも検索できなかった場合に，再認を用いても検索に失敗するのかを評価することは重要である。手がかり再生が成功するということは回想が機能しているということであり，文脈情報を処理する符号化操作ができているということになる。自由再生や手がかり再生に失敗したが再認に成功するということは，回想は機能していない可能性があるが，熟知性は機能していると推察される。熟知性による判断は文脈情報に依存せずとも可能であるので，文脈に基づいた符号化操作はできていないが，項目を保持することはできていることを示唆している。再認もできないとなると，回想も熟知性も機能していないことが推論され，学習項目に対して符号化操作ができていないことを意味する。

こうした情報や上述した項目の系列位置による再生成績という情報を加味することで，エピソード記憶のどの側面に問題を抱えているのか，あるいは，注意機能や実行機能に問題を抱えているのかを推論することができる。検査マニュアルに沿って，単に量的な記憶成績だけを記録していても問題の所在を明らかにすることはできない。しかし，記憶理論を学び，記憶テストの特性を理解した上で検査を実施すれば，より深い洞察を得ることも可能になる。記憶テストをあれこれ施行して，その合計値（量的分析）を正常値と比較するだけでは記憶障害を見ることはできない。課題場面において患者のなかで繰り広げられる記憶という行動のありようを，追加的な分析（質的分析）から読み取っていかなければならない（今村，2020）。

(2) エピソード記憶の検索と加齢

エピソード記憶は20歳前後がピークで，以降は加齢に伴って徐々に低下する。実際，高齢者に出来事の詳細を思い出す（回想）ように求めても思い出すことが困難であることが知られている（Koen & Yonelinas, 2014）。例外として，青年期や成人期前期に体験した出来事などで，長年にわたって何度もリハーサルされた出来事については詳細な内容を思い出す能力が高齢者にある（レミニッセンス・バンプ）。しかしながら，このような場合，思い出された出来事の詳細は，すべてに当てはまるわけではないが，自伝的記憶が時間の経過とともに意味記憶に変化したものと見なされることがある（Conway & Pleydell-Pearce, 2000）。長期記憶，特に，遠隔記憶については，自伝的記憶か社会的出来事の記憶を検査することになるが，そこで引き出されたものがエピソード記憶であるのか意味記憶であるのかは明確ではないことに注意しなければならない。

言語的な情報の記憶や空間的な情報の記憶とは違って，画像的な記憶は年を取っても失われにくい。画像情報はそれ単独でも映像的なイメージが符号化されやすいことに加えて，映像的な情報と言語的な情報が二重で符号化されるために，検索時にそれらの処理が手がかりとして機能しやすいからだと言える。視覚的な詳細を処理し取り出す能力はエピソード記憶の向上に役立つ。しかしながら視覚的な詳細を取り出すことができない場合，高齢者は熟知性や出来事の中心的な断片情報に依存しなければならない。すると，人の名前を思い出すとか薬を飲んだかとかを思い出すことが難しくなる。

加齢に伴って，符号化時にも検索時にも視覚処理を担当する脳部位の活動が低下することが明らかにされており，高齢者の記憶において頼みの綱であったとも言える視覚的情報処理能力が低下してしまう。その代わり，思考や行動の制御に使用されていた前頭葉の働きが高まることで，記憶機能の低下を補うことがある。この前頭葉の脳活動の増加は，脳全体で起こる脳の萎縮に対する補償機能と考えられている。高齢になると，記憶の符号化時に海馬を含む側頭葉内側部の脳活動が低下する。この脳活動の低下がエピソード記憶の符号化や検索（特に，回想）がうまくいかないことと関連している。前頭葉が補償的に働くことで，海馬や視覚野の処理効率の低下を補い，安定した記憶を維持しようとしていると考えられる（Harrell & McDonough, 2022）。こうした脳の補償的な活動は認知の予備力として知られている。

（3）認知の予備力

「認知の予備力」仮説は，アルツハイマー病の神経病理学的な徴候があるにもかかわらず，アルツハイマー型認知症を発症しないのはなぜかという疑問に答えるために提唱された（詳しくは，岩原（2022）を参照）。アルツハイマー病に関連する神経病理学的な徴候（アミロイドβの沈着や神経原線維変化）があっても，かなりの数の人が認知症の症状を示さなかったのは，知的活動に従事することで認知機能の蓄えが脳内にできたからだと考えられている。

疫学研究で得られた数多くの証拠が示していることは，教育歴や複雑な仕事への従事だけでなく，余暇や文化的活動，豊かな対人関係の構築といった種々の人生経験が，加齢や病気と関連した神経病理学上の進行に対抗する予備力を与えることである。知的な活動に従事することで，新たなシナプスが形成されたり，シナプスの活動が高まり豊かな神経ネットワークが構築されたりする。豊かな神経ネットワークが構築されることで，加齢に伴って神経ネットワークが崩壊し始めても，神経ネットワークの使用効率が高められたり，本来使用すべき神経ネットワークとは別の神経ネットワークが構築されたりすることで，ある一定の課題遂行成績を保つことが可能になるのである。

認知の予備力が高まると，なぜアルツハイマー病の病理が進行していても臨床的な症状が出現しないのかに関わるモデルがStern（2009）によって提唱されている（図1.3参照）。認知の予備力が低い高齢者においては，神経

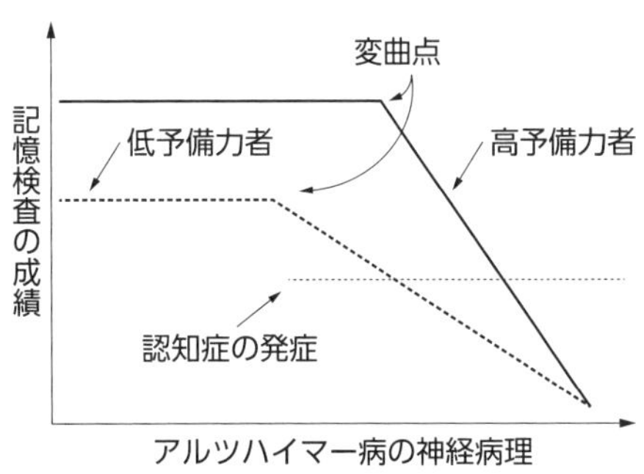

図1.3
認知の予備力仮説とアルツハイマー型認知症の発症
出典：Stern（2009）を著者一部改変

ネットワークの崩壊が始まるとともに機能が徐々に低下し始め，ある一定量の神経ネットワークが崩壊した時点で認知症の症状が出現し始める。一方で，認知の予備力が高い高齢者では，神経ネットワークが崩壊し始めても他のネットワークが補償的に働くためにすぐには機能低下が始まらないが，予備力を使い果たした時点で認知機能が急低下し始めて認知症の症状が出現する。認知機能が急速に低下するのは，予備力が高いことによって機能が補償されていたものの，アルツハイマー病に関わる病理は徐々に進行していたため，いったん症状が現れると病理が進行している分だけ症状が重くなるからだと説明される。とはいえ，予備力が高いことが，認知機能を高めるとともに機能低下が始まる時期を遅延するために，結果的に認知症を発症する時期を遅くするのである。

認知の予備力は，加齢やアルツハイマー型認知症の臨床的な特徴を明らかにするものである。欧米におけるアルツハイマー型認知症の評価には，従来から用いられている症状の観察，認知機能の評価，画像診断に加えて，認知の予備力を評価することが求められようになりつつある。認知機能の低下率は，認知の予備力によって異なるため，予後に関する情報が得られるという点で，早期診断には特に重要である。

1.3　実行機能

買い物に行ったり料理をつくったりするという目的を持った一連の行動を遂行するには，自ら目標を設定し（意志のある目標の設定），計画を立て（計画の立案），実際の行動（目的を持った計画の実行）を効果的に行う（効果的な行為）能力が必要となる（Lezak, 2005）。このような複雑なあるいは新しい問題解決場面で，情報に照らして行動を修正する認知能力を実行機能と言い，抽象的思考，計画・組織化能力，時間管理，認知的柔軟性，洞察力，判断力，問題解決能力などが含まれる。

実行機能が保たれている場合には，他の認知領域にかなりの認知障害があっても自主性を持ち，生活は自立し生産的な活動を続けられる。しかし，実行機能が障害されている場合には，認知機能が十分に保たれているか，あるいは，技能，知識，能力の検査で高得点を出しても，自己管理を行ったり，一人で有益な仕事をしたり，正常な社会的関係を維持することができなくなる。認知機能を評価する上では，「何を」「どの程度」できるのかを問うことが必要であるが，実行機能の障害に対しては，「するのかしないのか」，もしするなら「どのように」するかを問うことが必要である（早川，2019）。

1.3.1　実行機能の働き

実行機能は，ワーキングメモリに保持されている情報を監視し更新するアップデーティング，課題を柔軟に切り替えるシフティング，自動化された優勢の反応や課題と無関連な情報を抑える抑制の３要素に分割される（Miyake et al., 2000）。文字ではなくインクの色を読み上げるストループ課題では（例えば，「赤」という字を青色のインクで印刷してあるものを「青」と読み上げる），インクの色を読むという課題の目標を保持し続け（アップデーティング），習慣的な反応によって文字を読みそうになるのを抑え（抑制），目標に注意を切り替える（シフティング）ことが求められる。

日常場面における実行機能を大まかにまとめると，行動の開始と抑制，目標設定と意図，計画と組織化，セルフモニタリングと問題解決に分けられる。これらの機能は，洞察力や自己認識，およびそれらを支える注意力やワーキングメモリが必要となる。このことは，実行機能の障害が単独で出現しているのか，他の認知機能が低下した結果として出現しているのかという問題が根底にあることを意味する。実行機能は，言語，行為，視覚認知，視空間認知／視覚構成，記憶，注意機能といった各認知領域を超えた「超」機能的領域であるので，各領域の機能が低下すれば実行機能も低下しやすい。この階層性を踏まえて実行機能について判断する必要がある（船山，2016）。そのためにも，まずは実行機能の各機能を理解しなければならない。

私たちは，朝起きたときに顔を洗おうとするように内的な衝動によって自分で行動を起こすこともあるし，誰かに話しかけられたので応えるというように環境からの合図に応答して行動を起こすことがある。一般的には，自分で行動を起こすことのほうが困難である。行動を遂行するのに重要なのは，行動を開始することだけでなく，反応を終了させることや自動的・習慣的な反応を抑制することである。相手の言葉をそのまま口にしてしまったり（オウム返し），目に入った文字をいちいち読み上げてしまったりする被影響性の亢進は，行動の開始と抑制に問題を抱えている例である。

行動の開始と抑制の障害は，背外側前頭前野や下前頭領域，前部帯状回と関連している。料理をつくるなど目標に関連した行動には，目的意識を持った行動計画を立て，実行し，維持することが必要である。上述した内的な衝動や環境から合図に応じて行動を開始したり抑制したりするためには，目標や下位目標を設定することで行動を制御することが重要である。ある課題を遂行するのに必要な行動を開始し，不必要な行動を抑制するというように，課題を完了するのに求められる一連の行動を構造化することが目標を設定することの意味である。背外側前頭前野が目標指向行動と関連しており，損傷を受けると，適切な目標を設定することができなくなることがある。意図した目標を思い出すことができても，それを組織的かつタイミングよく実行することができない。

これまでに説明したように，適切な目標を設定し，一連の行動を構造化できたとしても，複数の行動をどのように実行するかの計画を立て，行動を組織化する働きがなくては目標となる行動を遂行することはできない。行動の計画と組織化の過程には，注意やワーキングメモリの働きが重要な役割を果たしている。行動の計画と組織化の働きがあることで，気が散るような状況でも，集中力を維持し，目標を達成する過程のどの段階に自分がいるのかを把握し，目標とする行動に注意を切り替えることを可能にする。右前頭葉が注意を持続することを，帯状回が注意の集中を，背外側前頭前野および内側前頭前野が注意の切り替え（シフティング）を担っている。これらの部位のどこかを損傷すると，気が散りやすくなったり，情報の保持が十分にできなかったりするために，自分の行為の意図を説明できたとしても，目標を管理し達成する能力が低下しているために，目標とした行動は遂行されないことになる。

目標行動を遂行するためには，上述したことに加え，目標の達成に対する進捗状況を把握し，状況に応じて自分の行動を見直すことが求められる。同時に，自分の行動が適切かどうか，十分であるのかどうか，順調かどうかなどを常に評価しなければならない。このようなセルフモニタリングの結果，選択した行動が失敗していると認識したのならば，別の方略を選択したり，行動を修正する努力をしたりすることで，問題解決を図らなければならない。変化する状況に適応し，柔軟に対応することは，目標行動を遂行するためには不可欠なものである。状況に応じた柔軟な問題の解決は，気づきや洞察力に大きく依存している。この点において，実行機能とメタ認知は表裏一体の関係であると言える。

1.3.2　メタ認知

メタ認知とは，「認知を認知する」あるいは「知っていることを知っている」ことを意味しており，自己の認知活動を客観的に把握した上で制御するものとして知られている。メタ認知は認知活動に対する知識と制御を含む概念であり，メタ認知的知識とメタ認知的経験とに分けられる。メタ認知的知識には，メタ認知的な活動を支える知識であり，認知特性についての知識（「長時間集中できない」），認知方略についての知識（集中するためにドアを閉める），課題についての知識（「視覚的情報のほうが覚えやすい」）がある。メタ認知的経験は，メタ認知の活動的な側面であり，自分の認知に対する気づきであるメタ認知的モニタリング（「この問題には答えられない」）と自分の認知に関する目標設定や計画，修正などを示すメタ認知的コントロール（「このままではうまくいかないからやり方を変えよう」）からなる。気づきが喪失すると，行動の誤りを発見したり，問題を予期して戦略を立てたりすることができなくなる。

1.3.3　実行機能の障害

認知症では実行機能の障害が初期から出現する。実行機能の障害が早期から出現し重度の障害を示す認知症のタイプは前頭側頭型認知症であるが，アルツハイマー型認知症においても前頭側頭型認知症ほどではないにせよ，病初期から出現する。アルツハイマー型認知症における実行機能の障害は，アルツハイマー型認知症の発症の予測，日常生活活動，アパシー，常同行為，生命予後と関連するという報告がある（船山，2016）。とはいえ，実行機能の障害は，軽度認知障害やアルツハイマー型認知症の前駆状態においても認められるが，エピソード記憶の障害ほど，アルツハイマー型認知症への進行を予測しない。前頭葉がさほど萎縮していない高齢者のエピソード記憶力が優れることや，エピソード記憶の成績が海馬よりも前頭前野の容量と関連するという報告は，エピソード記憶が，実行機能の働きに支えられているワーキングメモリに依存していることを示している。しかしながら，アルツハイマー型認知症は注意障害やエピソード記憶障害を早期から認めるために，実行機能の障害が，他の認知機能の障害による二次的なものである可能性があることにも注意しなければならない。

1.4　複雑性注意

目（視覚）・耳（聴覚・平衡覚）・鼻（嗅覚）・口腔（味覚）・皮膚（触覚）等からの膨大な量の感覚情報が大脳に届いているが，脳の情報処理量には限界があるので，そのうちの一部分の感覚情報だけに焦点を当てて情報処理している。この特定の対象に意識を向ける働き，つまり「大切なことに意識を集中する働き」が注意機能の役割である。これらの感覚器からの情報だけでなく，常に，記憶の働きにより過去の情報にも触れており，感覚情報や記憶情報を組み合わせることにより，さまざまな思考が生じている。

この世界で生存するためには，これらの感覚・記憶・思考情報のなかから適切なものを選択し，適切な行動を計画し，実行することが求められる（齋木，2015）。実行機能に支えられている問題解決などの知的機能には，注意の要素が含まれている。事実，実行機能は，注意の分配や注意による反応抑制，あるいは注意の維持といった注意機能とオーバーラップすると考えられている（船山，2016）。ゆえに，注意を向けられた情報は，効果的な符号化処理がなされ，エピソード記憶に貯蔵される確率が高くなる。注意機能は，エピソード記憶や実行機能など，他のすべての認知機能が効果的に機能するための礎である。

1.4.1　注意の構成要素

注意を構成する下位機能をどのように分類するかについては研究者によって異なるが，どの分類においても注意を階層的な特性として捉えている。低次なレベルとしては，行動への準備状態である覚醒と警戒がある。これは，関連する情報を選択したり（選択性注意），注意を別の焦点に移したりする能力（分配性注意）の基盤となっている。より高次なレベルとしては，処理の制御がある。注意を持続させ（持続性注意），競合する反応の選択を抑制するものである。

(1) 覚　醒

覚醒とは，上行性網様体賦活系が関与する生理的活動から生じる感覚刺激に対する反応性または興奮性の状態である。覚醒が低下すると，ボーっとした状態となり，応答が鈍くなる。覚醒のレベルは課題の複雑さや刺激の物理的強度によって異なる。重要な意思決定に関わる課題では高いレベルの覚醒が必要となる。また，環境刺激が脅威的であったり，素早い反応が要求される場合には覚醒レベルが高くなる。

覚醒は，パフォーマンスを促進することも衰弱させることもあり，逆U字型の曲線で表される（ヤーキーズ・ドッドソンの法則）。覚醒度が極端に低いと環境変化への反応が低下する。中程度の覚醒レベルでは，注意深く行動することができるためにパフォーマンスは促進される。覚醒度が極端に高くなると，持続的にストレスを感じるために行動が乱され，パフォーマンスが低下する。適切な覚醒状態をつくり，維持する機能は，脳幹（青斑核）から大脳皮質（右半球）に投射するノルアドレナリンシステムを基盤とする覚醒・警戒ネットワークによって実現されている。

(2) 選択性注意

脳は，環境にある種々の刺激だけでなく，自分の体や自分の思考からも多くの情報を受け取っている。そのすべての情報を処理したら，脳の処理容量はすぐに限界に達してしまう。それゆえ，無関係な刺激が多数あるなかで，関連する刺激に焦点を当てる仕組みが必要となる。この仕組みを選択性注意と言い，その働きによって，環境中の特定の刺激に集中し，他の刺激には集中しないことで，重要な刺激と周辺や付随的な刺激を区別することができる。目の前にいる人と会話をしている最中でも，自分の名前が呼ばれたことに気がつくという「カクテルパーティー効果」は聴覚的な選択性注意の例である。人間は視覚的な情報処理に大きく依存している。それゆえ，外界から入力される視覚情報は膨大なものとなり，視覚入力された刺激が限られた処理資源を奪い合うことになる。限られた視覚機能を有効に活用するために，注意が選択的な性質を持つようになった。

視覚的な選択性注意の例としては，人混みのなかで友人を探す場面が挙げられよう。黒髪をした人が多数いるなかで，一人だけ金髪をした人がいれば，高速かつ自動的に処理され，金髪の友人に注意が向く。一方，個々人の髪色が違った状態であれば，さまざまな情報を手がかりとして友人を系列的に探すことになり，人が多いほど探し出すのに時間がかかる。

選択性注意が機能することで，限られた処理容量しか持たない処理システムがパフォーマンスを最適なものにすることができる。選択性注意は，情報を符号化し長期記憶に貯蔵することや，ワーキングメモリ内で情報を保持したり操作したり，目標志向行動をうまく実行したりすることに不可欠である。それゆえ，種々の認知機能の低下の背景に選択性注意の問題が潜んでいないか考えてみることが重要である。

(3) 持続性注意

持続性注意とは，単一の刺激もしくは課題に注意を長時間集中させる能力である。目標を持続して計画した行動を実行することができるのは持続性注意に支えられているからである。持続性注意が低下すると，注意散漫になったり，1つのことを続けられなくなったり，飽きっぽくなったりする。持続性注意は覚醒と関連が深い。潜在的な脅威（例えば，捕食者，侵入者，戦闘中の敵軍）に対して注意を集中し，極限の意識と警戒心を長い時間保つことをビジランスと言う。

(4) 転換性注意

転換性注意は，ある認知活動をいったん中断し別な認知活動を行うことで，2つ以上の刺激や課題の間で注意を切り替える能力のことである。注意の焦点は環境の変化や課題の遂行に応じて絶えず変化している。この注意の切り替え能力は，求められている認知的要求に対して柔軟かつ適応的に課題間で焦点を変更する能力（認知的柔軟性）と関連している。動く人影や予期せぬ物音に反応して，反射的に発生源に視線が向くが，このような新しい場所への急速な注意の移動は自動的なものである。いったん新しい場所へ注意が移ると，トップダウン処理の働きにより，その場所への注意の集中が維持される。

物体間の注意の移動にも転換性注意が寄与している。ペットボトルからコップに水を注ぐという単純作業においても，まずペットボトルに注意を向け，その後，コップに注意を移すという注意の切り替えが働いている。コップに注意を移して維持するには，まずペットボトルに焦点化された注意を解放し，注意をコップに移動した上で，コップに注意を向け続ける注意の増幅が必要となる。この３つの段階にはそれぞれ異なる脳領域が関与しており，注意の解放は頭頂葉後部が，移動は上丘が，増幅は視床枕が担っているとされる。この注意を移動する働きを担うシステムを定位ネットワークと言う。ランダムな眼球運動や固定した視線，自発的な眼球運動ができないといった症状は，転換性注意の障害によって生じるものであり，認知の柔軟性を失わせることになる。

(5) 分配性注意

分配性注意とは同時に２つ以上の刺激や課題に注意を向ける能力のことである。同時に２つ以上の情報チャネルに注意を向けることで，２つ以上のタスク（マルチタスク）を同時に実行することができる。私たちは一度に複数のことを行っていることが多く，マルチタスクの状態では２つ以上の競合する活動の間で注意を分割しなければならない。

近接した神経ネットワークを使用する課題は，離れた神経ネットワークを使用する課題よりもお互いに干渉を受ける。注意は無限にあるわけではなく，時には競合関係にあることを示している。車を運転するときに同乗者と会話をしてもさほど運転に影響を与えないのに，携帯電話を使用して会話をすると事故につながりやすくなることは，分配性注意と課題間の競合関係から説明できる。脳には複数の処理資源が存在しており，それぞれの資源に異なる種類の入力刺激を割り当てることができる。２つの課題を同じ処理資源を利用している場合に干渉が起こると，どちらか一方，もしくは両方のパフォーマンスが低下する。反対に，それぞれの課題が複数の資源に別々に割り当てられていれば，お互いに干渉することなく，どちらの課題も単独で実施した程度のパフォーマンスを維持することができる。干渉の程度は，２つの課題が同じモダリティを使用するかどうかや，注意力をどの程度必要とするかなど，2つの課題の性質がどの程度類似しているかに依存する。車を運転する際に必要となる機器の操作と同乗者との会話は別の処理資源に割り当てられやすい。一方で，携帯電話の操作は車の運転操作と機器を操作するという意味において同じ資源に割り当てられやすいために，運転の操作に配分される注意が減ってしまうことで，普段通りの操作ができなくなってしまうのである。

(6) 注意の制御

目的指向的な行動を制御する注意機能であり，実行注意（あるいは実行的制御）とも言われる。状況変化に応じて注意を向けていた活動を一時中断して，別の対象に注意を向け，また戻すような，リアルタイムの注意機能の柔軟な制御である。注意機能を能動的・随意的に制御する高次の注意制御機能で，不必要な反応を抑制するなどして，目的指向的な行動を実行するのに必要となるものである（山口，2019）。

実行注意とは，計画，エラー検出，困難な課題の処理，または競合が伴う課題に対処する際に必要な能力である。必要に応じて意図的に注意を焦点化したり，切り替えたりする能力だけでなく，自動的に必要な情報を活性化したり，不必要な情報を抑制したりする能力の土台となるものである。注意の実行的な制御は，単なる注意のコントロールではなく，ワーキングメモリ，特に実行機能の働きと一体となって課題の遂行を実現している。この実行的な制御は，中前頭回，前帯状回が関わる実行制御ネットワークによって実現される。

1.4.2　ボトムアップ型注意とトップダウン型注意

環境のなかに複数の刺激があるなかで，ある1つの刺激の顕著性が高い場合や，視覚刺激が突然出現した場合に，自動的にその刺激に注意を向けることをボトムアップ型注意と言う。ボトムアップ型注意では，重要で予期せぬ刺激が提示されたときに活性化される。もう1つはトップダウン型注意と言われるもので，脳に入ってくる特定の感覚情報に注意を向け続けることで，本人の意図によって制御される目標指向型のシステムである。このトップダウン型注意は，期待，知識，目標によって影響を受けており，環境内に競合する刺激が存在する場合にボトムアップ型注意システムを制御している。トップダウン型注意は，期待される情報を素早く効率的に処理するのに役立つ。

1.4.3　注意機能の加齢と認知症

高齢期になってもボトムアップ型の注意機能は比較的保たれるが，トップダウン型の注意機能は低下しやすい。高齢者は新しい情報を学習する際に，注意を制御することが困難になることが多いために，記憶成績が低下してしまう。高齢者は集中力を欠如しやすく，注意散漫な状態になりやすい。高齢者の注意が課題から逸れて，注意散漫な状態に一度なってしまうと，再びもとの課題に取り組むことが困難になる。

アルツハイマー型認知症では，実行注意だけでなく，選択性注意や分配性注意も初期から障害されやすいとの報告もあるが，概して，進行がある程度進んだ中期以降に目立ってくる。一方で，前頭側頭型認知症やレビー小体型認知症では，注意障害が顕著となる。アルツハイマー型認知症における注意障害では，集中せずに落ち着きがなかったり，一度に複数のことができなかったり，状況の判断ができなかったりする症状として表れてくる。

注意はすべての認知機能の土台となる機能であるため，注意が障害されれば記憶も障害されることになる。注意障害はワーキングメモリでの符号化操作に特に影響を及ぼすため，記銘が最も障害を受ける。注意が障害されると，同時に2つのことを覚えたりするような複雑な内容を覚えることはできなくなるが，記憶の保持や想起は良好であるため，いったん記銘できたことについては，時間がたっても忘れずに覚えている。また，「ドアの閉め忘れ」「電気の消し忘れ」「トイレの流し忘れ」などの「～し忘れ」も注意障害を反映した症状である。記憶障害と誤って解釈されがちな症状であるが，これらは「一連の行為を完遂する前に次の行為に注意が向いてしまう」ことによって引き起こされており，記憶よりも注意の障害が強く影響している。したがって，認知症高齢者や家族が訴えるもの忘れの多くを「～し忘れ」症状が占めるときは，注意障害の存在を疑うべきである（橋本，2016）。

1.5　認知心理学を学ぶことの重要性

正常な老化と認知症のような異常な認知機能障害とを区別するためには，画像検査に加えて，時間はかかっても，さまざまな観点から認知機能を評価することが求められる。それゆえ，認知機能障害の評価には，「解析または診断のためにまとめて行われる一連の検査」と定義されるバッテリーが必要となる。一見，記憶力が低下しているように見えても，気が散るような状況で記憶力を評価したというような環境の影響や，ストレスやうつ病などの一時的な影響を受けた結果であるかもしれない。また，エピソード記憶の低下は，他の認知機能の影響を受けるために，他の認知機能が低下している結果であるかもしれない。多角的に認知機能を評価しても，単に合計点を算出しただけであったり，合計点が正常値か異常値かを判断しただけであったりしては意味がない。再生数や正答数という量的な側面だけでなく，課題への取り組み状況，再生される項目の特徴といった質的な側面も評価した上で，各認知機能検査の結果を総合的に考察したならば，その人が抱える認知機能の問題の本質が見えてくるのである。そのためには，本章で解説した認知機能について熟知した上で，各認知機能を評価するための認知機能検査（神経心理学的検査）がどのような処理過程を含んでいるかを理解し，合計点という量的な側面以外の情報処理過程という質的な側面を観察する力を養わなければならない。

人々は自分の認知機能が低下していることを正確に把握することが可能であり，他人に明らかになる前に，わずかな機能低下のサインに自分自身で気がついている。その主観的認知機能低下の段階で介入することができれば，軽度認知障害やアルツハイマー型認知症を発症する確率を低減できることが明らかにされている。また，身体機能の低下と認知機能の低下が併存する状態である認知的フレイルが近年注目を浴びている。主観的認知機能低下や認知的フレイルは，認知症ではない状態で，認知症の発症リスクが高い反面，正常へと移行することが可能な状態である。しかし，主観的認知機能低下も認知的フレイルも，アルツハイマー型認知症の原因となる神経病理学的な徴候を蓄積している場合では，軽度認知障害やアルツハイマー型認知症へ移行するリスクは高い。認知の予備力を高める介入を行うことで，認知機能低下や認知症の発症を遅延することは可能であろうが，認知機能や身体機能を訓練すれば正常な状態に戻ると過信することは間違いである。しかしながら，仮に正常な状態に戻ることが難しいとしても，発症を遅延することには意味がある。認知症を早期に診断できれば，認知症とともに生きることに適応する機会を提供し，ひいては自立期間を延長する可能性があるからである。

認知機能の低下を自覚している当事者が，認知症の診断を受けることに対しては大きな心理的な抵抗がある。当事者あるいは家族が，何かが違うと気がつきながらも，専門家に相談して支援を求めようとするのをやめてしまうのにはいくつかの原因がある。一例として，認知機能の変化がとてもゆっくりであるという事実，その変化が健常な加齢の範囲内であるとか他の健康問題によって引き起こされているに違いないと考えてしまう傾向，症状が日常生活に及ぼす影響を過少評価する傾向，認知症になりたくないだとかなったら終わりだと感じる認知症に関するスティグマや老いに対する文化的な態度等が挙げられよう。主観的認知機能低下を感じている人々が，認知症に対するネガテイブなステレオタイプやスティグマを抱いていると，認知機能がいっそう低下するリスクがあるとの報告もある。これらの要因を排除するような取り組みを地域のなかで保健医療の専門家が協働して実践することが求められている（岩原，2019）。このようなことを実現するためにも，認知機能について深く学ぶことから始めてほしい。認知機能について深く理解することなくしては，健常な認知加齢と病的な認知機能低下を見分けることは難しい。認知心理学や老年心理学の学びが十分でなければ，認知症を診ることも，認知症高齢者や家族を支援することも難しいのではないだろうか。

【引用文献】

Baddeley, A. (2000). The episodic buffer: a new component of working memory? *Trends in Cognitive Sciences, 4*(11), 417–423.

Caramazza, A., & Mahon, B. Z. (2003). The organization of conceptual knowledge. The evidence from category-specific semantic deficits. *Trends in Cognitive Sciences, 7*, 354–361.

Conway, M. A., & Pleydell-Pearce, C. W. (2000). The construction of autobiographical memories in self-memory system. *Psychological Review, 107*(2), 261–288.

船山 道隆　(2016)．認知症と遂行機能．老年精神医学雑誌，*27*，53–60.

Harrell, E. R., & McDonough, I. M. (2022). Episodic memory and cognition in normative aging and dementia. In T. J. Farrer & E. K. Eifert (Eds.), *Dementia and Memory: Introduction for Professionals in Health and Human Services* (pp. 37–54). John Wiley & Sons.

橋本 衛 (2016). 注意障害. 老年精神医学雑誌, *27*(増刊号 1), 37–44.

早川 裕子 (2019). 生活に結びついた遂行機能障害のリハビリテーション. 高次脳機能研究, *39*(2), 196–201.

今村 徹 (2020). 記憶障害のみかた. 高次脳機能研究, *40*(3), 354–362.

石合 純夫 (2022). 高次脳機能障害（第 3 版). 医歯薬出版.

岩原 昭彦 (2019). 認知症医療に心理学が果たすべき役割. 学術の動向, *5*, 8–12.

岩原 昭彦 (2022). 認知症の早期発見と早期介入：新しい認知症予防の考え方. 岩原 昭彦・松井 三枝・平井 啓(編), 認知症に心理学ができること：医療とケアを向上させるために（心理学叢書, pp. 112–131). 誠信書房.

川口 潤 (1995). プライミングの認知心理学：潜在認知・潜在記憶. 失語症研究, *15*(3), 3–6.

Koen, J. D., & Yonelinas, A. P. (2014). The effects of healthy aging, amnestic mild cognitive impairment, and Alzheimer's disease on recollection and familiarity: A meta-analytic review. *Neuropsychology Review, 24*(3), 332–354.

Levine, B., Svoboda, E., Hay, J. F., Wincour, G., & Moscovitch, M. (2002). Aging and autobiographical memory: Dissociating episodic from semantic retrieval. *Psychology & Aging, 17*, 677–689.

Lezak, M. D. 鹿島 晴雄(総監修) 三村 將・松村 太郎(監訳) (2005). レザック神経心理学的検査集成. 創造出版.

Miyake, A., Friedman, N. P., Emerson, M. J., Witzki, A. H., & Howerter A. (2000). The unity and diversity of executive functions and their contributions to complex "Frontal Lobe" tasks: A latent variable analysis. *Cognitive Psychology, 41*, 49–100.

坂村 雄 (2014). アルツハイマー病におけるワーキングメモリーの障害. 老年精神医学雑誌, *25*, 516–521.

齋木 潤 (2015). 注意. 日本発達心理学会(編), 脳の発達科学（発達科学ハンドブック 8, pp. 158–168). 新曜社.

Squire, L. R., & Zol, S. M. (1996). Structure and function of declarative and nondeclarative memory systems. *Proceedings of the National Academy of Sciences of the United States of America, 93*, 13515–13522.

Stern, Y. (2009). Cognitive reserve. *Neuropsychologia, 47*, 2015–2028.

梅田 聡・小谷津 孝明 (1998). 展望的記憶研究の理論的考察. 心理学研究, *69*, 317–333.

山口 晴保 (2019). 注意障害と認知症. 認知症ケア研究誌, *3*, 45–57.

第2章

脳から見た認知症の理解と神経心理学的アセスメント

——アセスメントに必要な知識——

鈴木 則夫

2.1 はじめに

認知症は脳の病理学的変化を原因とする症候群であり，その症候は神経症候，神経心理症候，精神症状・行動異常の3つの側面を持つ（森，2010）。すべての医学的，心理学的介入を行うためにはアセスメントが必要であるが，ただ検査を取れば何かが分かるというものではなく，脳という臓器に関する知識と認知症症候学への理解が必須である。本章では前半で脳の構造と代表的な認知症疾患の症候学について，後半ではアセスメントの概要について事例を交えて解説する。

2.2 脳から見た認知症

2.2.1 構造——認知機能の解剖学的背景

認知症を理解するためには神経心理学の知識が必要であるが，神経心理学の理解とは「いわゆる神経心理学的検査」の取り方とその短絡的な解釈を覚えることではない。神経心理学は脳の構造と心の働きの関連についての学問であり，その知見を脳に損傷や疾患を生じた人への支援に応用したものが臨床神経心理学である。すなわち，脳を離れた心理学は神経心理学とは呼ばない。認知症のアセスメントは，①認知症症候学，②画像，③認知機能検査，が3本の柱になる（松田，2009）。②の画像について，心理職は画像によって病気を診断する立場にはないが，自らの心理学との関係において，ある程度の読影能力があると望ましい。

脳構造は極めて複雑であり，機能との関係を含めて学習することには多くの努力を必要とする。初学者には，まず，脳と心理機能の関係を，

①脳の上下（脳の役割の次元）

②脳の左右（左右半球の得手と不得手）

③脳の前後（入力と出力）

④情報処理の次元（一次領野－連合野－連合野の連合野*1）

という観点で大まかに理解しておくことをお勧めする。

大脳の表面は神経細胞からなる**灰白質**で構成されており，この部分を大脳皮質と呼ぶ。大脳の内側は神経細胞から出る神経線維からなる**白質**で構成される。大脳の中心領域には神経細胞からなる大脳基底核がある。神経細胞から構成される灰白質領域は，特定の領域と機能が対応している（局在性と言う）が，白質領域は神経線維で情報のやり取りが行われているため，特定の領域の損傷が異なる領域に影響を及ぼすことがある。脳を肉眼で見ると，表面と内側で色が異なるのが分かる。大脳の表面にはしわが存在し，隆起した部分を**脳回**，溝の部分を**脳溝**と呼ぶ。また，脳を正面から見たとき，頭頂部に向かう経路を背側経路，脳底面に向かう経路を腹側経路と呼ぶ。

(1) 上下から見た脳

脳の内側には脳幹や大脳基底核がある。これらの部位は，生存のための本能的な行動に関係している。また，重度の認知症に見られる，単純で限られた行動を繰り返す常同行動にも関係している。脳幹や大脳基底核を取り囲む大脳辺縁系は，記憶や感情などと関係している。したがって，この部位から機能低下が始まるアルツハイマー病は物忘れから始まる例が多い。大脳の表面である大脳皮質では入力された情報の処理や出力に向けた計画など，より高次の処理が行われている。

*1「一次領野」は視覚情報や音声情報，感覚情報を単純に知覚する領域，「連合野」は単純な運動をまとまりあるものにしたり，知覚された刺激に対してより深い処理を行う領域であり，一次領野を除いた領域，「連合野の連合野」は各連合野の情報を統合しさらに深い処理を行う領域である。

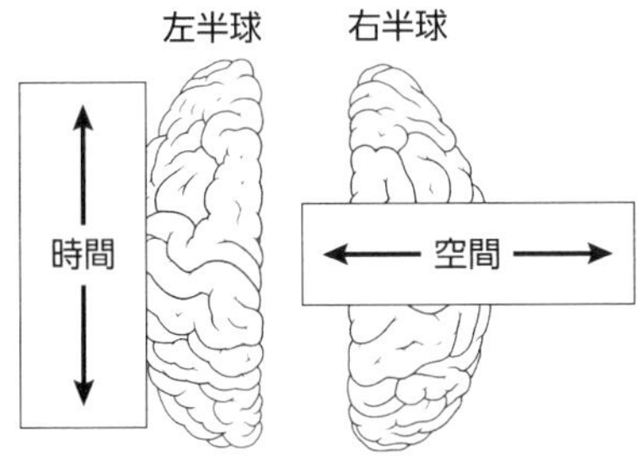

図 2.1
左右半球の機能

(2) 左右から見た脳

脳は左右ほぼ対称な半球からなっている。どのような認知機能をどちらの半球が司るかについては利き手の影響を受ける。例えば，言語機能については右利きの場合は 95%が左半球に，左利きの場合でも約 75%が左半球が司る（伊藤，1995）。言語野があるほうを優位半球，ないほうを非優位半球と呼ぶ。図 2.1 に一般的な大脳の左右半球の機能を示す。どのような認知機能障害がどちらの半球で生じるかを個々に学習する前に，大脳の左右半球の性質を大まかに理解しておくと後の学習に有効である。

左半球は時間軸に沿って情報を系列的に処理することに長けている半球である。また，系列的な運動（行為）の障害（失行症）の責任病巣も左半球に存在する。例えば，ポットからお湯を注ぐためには湯のみを給湯口の下に置いてから給湯ボタンを押すという手順が求められるが，系列的な運動に障害を来す失行症では正しい手順での行為が難しくなるため，湯のみを給湯口の下に置く前に給湯ボタンを押してしまうといった誤りが見られるようになる。

右半球は同時的・空間的に情報を処理することが得意である。複数の視覚対象を同時に認識したり，注意を左右両空間に向けたりする能力である。右半球が損傷すると，一度に複数の視覚刺激を認知することが困難になる同時失認や，左右いずれか（多くは左）の空間に対して注意が向かなくなる半側空間無視が見られる。

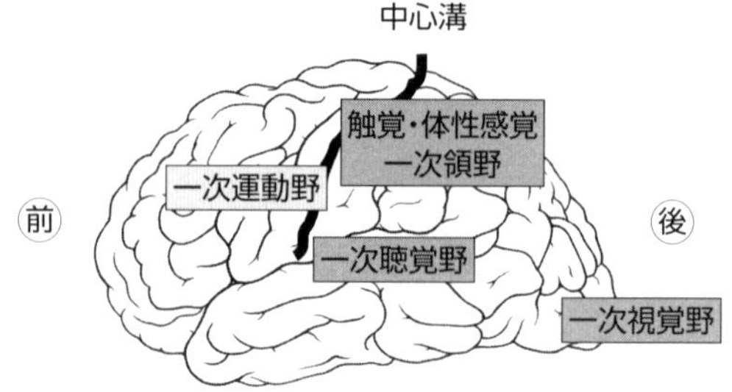

図 2.2
大脳皮質における情報の入出力

(3) 前後から見た脳

脳を中心溝で前後に分けてみる（図 2.2）。中心溝より前方領域は前頭葉である。後方領域には頭頂葉，側頭葉，後頭葉が含まれる。視覚や聴覚，体性感覚（触感や熱感など皮膚から得られる感覚）など，外界からの情報は脳後方皮質に送られる。視覚情報は後頭葉の一次視覚野に，聴覚情報は側頭葉の一次聴覚野に，体性感覚は頭頂葉の一次感覚野にそれぞれ入力される。また，脳後方領域で得られ処理された情報は前頭葉に送られ，前頭葉の前部にある前頭前野でどのように行動するかの計画や判断が行われる。前頭前野は行動の計画や判断のみならず，行動の抑制や修正，注意の分配など複雑な機能を司っている。

外界への働きかけはすべて運動によって出力される。私たちが外界に働きかける術は運動をおいてほかにない。自らの思考を音声言語として語るのも，本を執筆するのも，絵を描くのも，音楽を奏でるのも運動である。運動の出力は前頭葉の後部にある一次運動野から行われる。適切な運動を行うためには，動作の手順を構築し，なおかつ筋肉の微細な動きの調整が必要であるが，動作の手順を一次運動野の前方にある運動前野や補足運動野が，微細な運動調整を大脳基底核が行っている。

脳を前後で見ると，外界からのさまざまな刺激は，①脳の側頭葉，頭頂葉，後頭葉に入力，処理され，②脳後方領域で処理された情報は前頭葉前部の前頭前野に送られ，そこでさまざまな思考的な検討がなされ，③前頭葉後部にある運動野から外界に出力される，という経路をたどることが分かる。

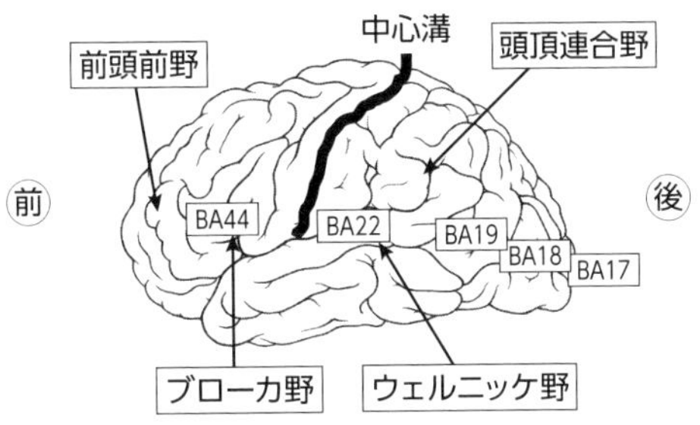

図 2.3
大脳皮質における情報処理の次元

(4) 情報処理の次元から見た脳

情報処理の次元という観点から大脳皮質を見てみる。K. Brodmann は大脳皮質をその細胞構築の等質性で区分して番号を割り振っている。これはブロードマンの脳地図（Brodmann Area; BA）と呼ばれており，大脳皮質の位置情報によく用いられるため一例を紹介しておく（図 2.3）。前述した視覚情報を例に挙げると，視覚情報は眼球から後頭葉にある一次視覚野（BA17）に送られる。一次視覚野に送られた情報は，その後二次視覚野（BA18），視覚連合野（BA19）によって情報の分析・統合がなされ認知が成立していく。すなわち，一次領野に入力された情報は，例えば視覚野であれば単純な線分や傾きのようなものであるが，二次視覚野，視覚連合野と，より深い処理が行われることで形や色，奥行き，動きなどが認識される。

また，後頭葉から得られた視覚情報は，側頭葉に向かう経路では見ている対象は何かという意味情報の処理がなされるため，What 経路と呼ばれる。一方，後頭葉から頭頂葉に向かう経路ではその奥行きや位置情報など，見ている対象がどこにあるかという空間情報が処理されるため，Where 経路と呼ばれる。このため，What 経路に機能低下があると，見えてはいるけれどもその対象が何であるか分からないといった視覚失認が現れ，Where 経路に機能低下があると見た物の自分との位置関係が分からない視空間失認が生じることがある。

聴覚や触覚・運動感覚についても同様に，各一次領野に近接する連合野で知覚された情報を分析・統合することによって，聞いた音は何の音か，どのような意味かといった聴覚認知や，触った物が何であるかといった触覚認知が可能になる。例えば，一次聴覚野では単なる音声情報が知覚されるだけであるが，聴覚連合野（BA22後部）には言語の理解に関わる感覚性言語中枢である**ウェルニッケ野**（Wernicke's area）があり，この領域で音声情報が言語情報として処理され意味が認識される。したがって，ウェルニッケ野が損傷されると言語の理解が困難になる感覚性失語を生じる。一方，優位半球の一次運動野の下にある下前頭回（BA44）は**ブローカ野**（Broca's area）と呼ばれ，これが発話に関与するとされる運動性の言語中枢である。ブローカ野の損傷により起こる運動性失語では，言語の理解はできていても，自身が意図する言葉がうまく発せなくなったり，発話の減少が見られたりする。

連合野では視覚や聴覚，体性感覚など各感覚情報の深い処理が行われるが，私たちが対象を認識するためには，これらの連合野により処理されたさまざまな情報をさらに統合する必要がある。各連合野の情報を統合する役割を担っているのが頭頂連合野であり「連合野の連合野」とも呼ばれる。言語機能で見ると，優位半球の頭頂連合野は，言語の聴覚的な情報処理（音韻性処理），文字の視覚的な情報処理，書字によるペンの動きなど体性感覚の1つである運動覚の情報処理が行われるため，文字に関与する重要な領域ということになる。

2.2.2　脳画像についての簡単な解説

認知症臨床に関わる脳画像検査は，脳損傷の部位など視認可能な脳構造を視覚化するための CT や MRI といった脳形態画像検査，脳血流や脳内の神経伝達物質の量といった視認不可能な脳機能を視覚化するための SPECT や**機能的 MRI**（functional MRI; fMRI），**ポジトロン断層撮影法**（positron emission tomography; PET）といった脳機能画像検査が利用されることが多い。その他にもさまざまな脳画像検査があるが，本章では使用頻度の多い CT，MRI，SPECT を簡単に紹介する。

（1）CT

CT（computed tomography; コンピュータ断層撮影）は，X 線の線源と対側の検出器が人体を周回しながら，透過した放射線を検出し，コンピュータで再構成することによって三次元像，断層画像を得る。各組織のX線吸収値の違いにより画像の濃度が異なる。骨や血液は吸収値が高いので白く，水（脳髄液）は黒く描出される。脳梗塞は黒っぽく，脳出血は白く映る。X線を用いるため，被検者は被爆する。

(2) MRI

MRI（magnetic resonance imaging; 核磁気共鳴断層画像）は，静磁場に置かれた人体内の水素原子に電磁波を与えることで原子核に共鳴を起こさせて発生したエネルギーを利用して三次元像，断層画像を得る。CTに比べて脳実質のコントラストがはっきりしており，被爆の影響もない。一方，検査時間が長いことや磁場を利用するためペースメーカーや体内に金属が埋め込まれている場合は利用できない。画像の処理方法を変えることで，さまざまな長所を持つ画像が得られる。

● T1強調画像

脳実質の外形や脳神経など解剖学的情報を得るのに適している。白質>灰白質>髄液，の順に白く映る。

● T2強調画像

脳梗塞などを見るのに適している。髄液>灰白質>白質>血管，の順に白く映る。

● T2 FLAIR画像

T2強調画像では髄液，脳梗塞ともに白く描出されるため，髄液を黒く反転させることで脳表や脳室に接する脳梗塞が見やすくなっている。

● 拡散強調画像

細胞性浮腫などが高信号になるので，急性期の脳梗塞を白く映し出すことができる。

(3) SPECT

SPECT（single photon emission computed tomography; 単一光子放射断層撮影）は，微量の放射線を放出する薬を注射し，発生する放射線を体外の検出器で検出して脳血流の状態を画像化する。患者個人の画像だけでなく，専用の統計画像解析ソフトを用いることで脳形態の個人差を是正し，患者個人のデータと正常データベースとを比較することで客観的な三次元像を得られるようにもなっている。MRI 上は脳実質の変性が目立たない場合でも，SPECT では血流が低下していることもあり，診断の補強に役立つ。

2.2.3　認知症の症候学——代表的な認知症原因疾患を取り上げて

症候（symptom）とは患者の身体や精神に現れた病的変化である，症状と兆候（sign）を合わせたものである。**症候群**（symptom complex）とはその症候の組合せである。症候学とは，実際には存在していないものを知覚することを「幻覚」と表現するなど，症候を既知の枠組みに基づいて分類・定義し，意味づける方法論で医師が病気を診断・治療する際に基本となる考え方であるが，これは医師のためだけのものではない。症候学に基づいた患者全体像の把握と神経心理学的検査を用いた分析的なアセスメントは相互に補完し合うものであり，神経心理学的検査の選択・運用・解釈の方向性を示してくれるものでもある。また，症候学に基づいて症状を理解することは多職種間で患者の全体像を共有する際に有効であり，多職種連携において必須の視点と言える。認知症を引き起こす疾患は無数にあるが，代表的な認知症疾患の症候を取り上げる。

(1) アルツハイマー病（AD）

● 症　候

AD（Alzheimer's disease）の大多数はもの忘れから始まる。初期には聞いたことを忘れる，自分が言ったことを忘れるなどであるが，次第に同じ物を何度も購入するといった行動を伴った出来事の忘却も目立つようになる。この頃から時間見当識の障害が出現し，日付に関する認識が曖昧になる。加えて，構成障害，遂行機能障害が見られ，場所見当識の障害や視空間認知障害により迷子や徘徊を呈することもある。進行に伴って失語，失行，失認などの認知機能障害も目立つようになる。感情障害としては病初期にうつやアパシーを呈することも多いが，進行して多幸的になる例もある。妄想，幻覚，暴言・暴力などの精神症状を合併している例も見られる。

● 画像上の特徴

図 2.4（p. 56）に軽度から中等度 AD 例の MRI を示す。健常者と比べて

全般的な脳萎縮があるため黒い部分が多く，特に側頭葉内側（海馬）に萎縮が見られることが特徴である（矢印部分）。

●認知機能検査上の特徴

他の認知症疾患に比べ，記憶障害が強い傾向にある。記憶の検査では自由再生に加えて再認再生でも困難を呈することが多い。構成障害も比較的早期より見られ，手指パターンの模倣や図形の模写が困難になる。

(2) レビー小体型認知症（DLB）

●症　候

DLB（dementia with Lewy bodies）は，AD と同様に記憶障害，見当識障害，構成障害などが生じる。鮮明な幻視が見られることが特徴である。神経症候として振戦や小刻み歩行などのパーキンソニズムを伴うことが多く，転倒しやすいことにも注意が必要である。また，起立性低血圧，便秘などの自律神経症状を合併することもある。せん妄（軽度の意識障害）に陥りやすいことにも注意が必要で，筆者の経験では，便秘がせん妄を誘発した事例もある。

●画像上の特徴

図 2.5（p. 56）に DLB 例の MRI を示す。全般的な脳萎縮があるが，側頭葉内側領域の萎縮は目立たない（矢印）。DLB にはこのような例も見られる。

●認知機能検査上の特徴

AD と比較すると記憶障害は軽いが，視覚認知および構成障害が強い傾向がある（Shimomura et al., 1998）。記銘力課題では自由再生できなかった語の再認再生に成功することが AD に比して多い（鈴木，2019）。

(3) 前頭側頭葉変性症（FTLD）

FTLD（frontotemporal lobar degeneration）は，前頭葉と側頭葉に変性が生じる認知症の一群である。国際ワーキンググループによる FTLD の臨床診断基準（Neary et al., 1998）では FTLD のなかに前頭側頭型認知症，意味性認知症，進行性非流暢性失語の 3 つの症候群を含めている。

(4) 前頭側頭型認知症（FTD）

●症　候

FTD（frontotemporal dementia）は社会的対人関係の低下，感情の鈍麻を特徴とする人格変化，清潔保持や思考の柔軟性の欠如，考え不精，注意の転動，食行動異常，常同行動，刺激への脱抑制的な反応など神経行動学的障害が目立つ。

●画像上の特徴

図2.6（p. 56）にFTD例のCTを示す。特に左前頭葉に顕著な萎縮（白丸）が見られる。

●認知機能検査上の特徴

前頭葉機能が低下し，陰性症状としては遂行機能障害，語流暢性検査の低下が，陽性症状としては目の前にいる人の行動をまねする模倣行動，目の前にあるものを反射的に使用してしまう利用行動，ことわざの補完現象（検査者が前半だけ言ったことわざを復唱することができず，後半部分を補完してしまう現象）などが見られることが多い。病初期には重度の記憶障害や構成障害は生じない。

(5) 意味性認知症（SD）

●症　候

SD（semantic dementia）は側頭葉から機能低下，萎縮が始まり，病初期には左右差を呈することが知られている。意味記憶に関連する側頭葉前部（側頭極）が障害されることで，左優位の場合は言葉の意味が分からなくなる語義失語から，右優位の場合は人物同定障害から症状が現れる。進行すると，物品認知障害や時刻表的行動と言われる特異な常同行動を呈することがある。

●画像上の特徴

図2.7（p. 56）は左優位のSD例のMRIで，語義失語が顕著な症例である。特に側頭葉先端（側頭極）に左右差を伴った萎縮が見られる（矢印）。

●認知機能検査上の特徴

優位半球の障害の場合，物の名前など名詞が出てこない失名辞から始まり，次第に喚語，語義（言葉の意味）理解ともに障害される語義失語が明らかになる。漢字の類音的錯読（漢字が持つ意味を無視して音読をする錯読。例：海老→かいろう），類音的錯書（漢字の意味を無視して音声言語を書字言語に変換する錯書。例：フジサン→風至山）といった他の失語タイプでは見られない特異な読み書き障害を呈することがある。非優位半球の障害の場合は人物同定障害から始まる例が多い。構成能力や数処理能力は病初期には保たれる。

(6) 進行性非流暢性失語（PNFA）

● 症　候

PNFA（progressive non-fluent aphasia）は，自発話の減少，非流暢で短い発話，叙述能力の障害を特徴とする失語症状を呈する。呼称能力や言語理解は保たれる。行動は比較的保たれる。

● 画像上の特徴

図 2.8（p. 56）に PNFA 例の MRI を示す。MRI では前頭優位に脳萎縮が見られる（矢印）。

● 認知機能検査上の特徴

文産生障害や文法障害を中核とする言語表出の障害が見られる。仮名の連続書字で錯書が頻発する前頭葉性純粋失書や構音・発声器官の運動麻痺によらず音声がうまく出せなくなる皮質性構音障害が見られることもある。失語症状のほかに遂行機能障害などの前頭性の認知機能低下を伴うことも多い。

(7) 血管性認知症（VaD）

VaD（vascular dementia）は脳血管障害による認知症状態の総称である。認知機能障害を引き起こす皮質の比較的大きな脳梗塞もしくは脳出血によるものと，皮質下血管性認知症（subcortical vascular dementia; SVD）に大別される。大脳基底核など皮質と皮質下（白質領域）の情報のやり取りを行う認知機能に重要な役割を持つ部位の損傷では小さな病変でも広汎な認知機能障害を引き起こすことがある。これらは梗塞や出血により損傷した脳部位ごとに多様な認知機能障害とその組合せを呈する。したがって，認知機能の解剖学的知識をもとに病態を把握する必要があり，これについては他書を参考にされたい。ほかにも，重要な回路の損傷ではないが，高血圧，高脂血症，

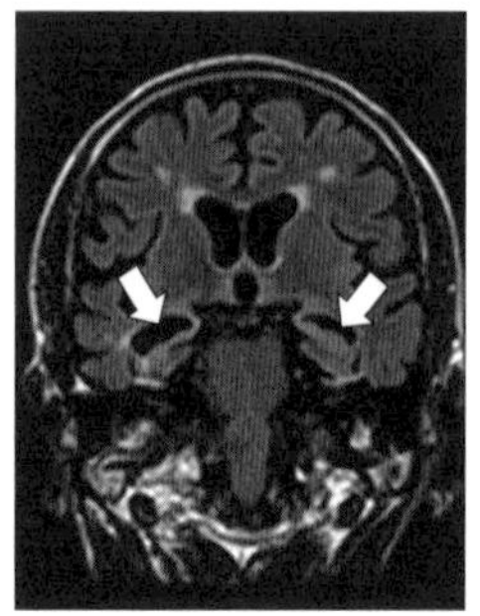

図 2.4
AD 例の MRI

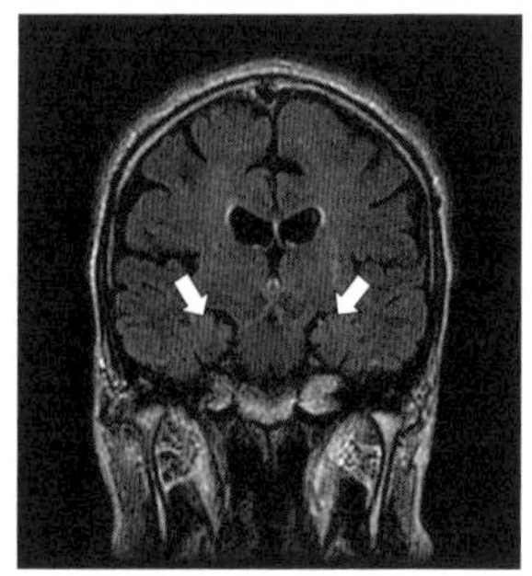

図 2.5
DLB 例の MRI

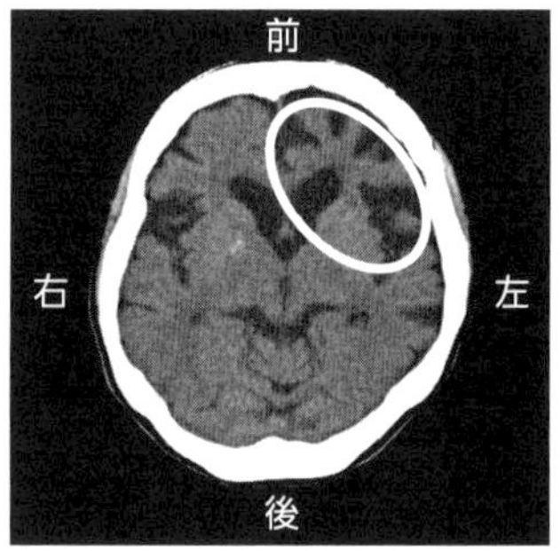

図 2.6
FTD 例の CT

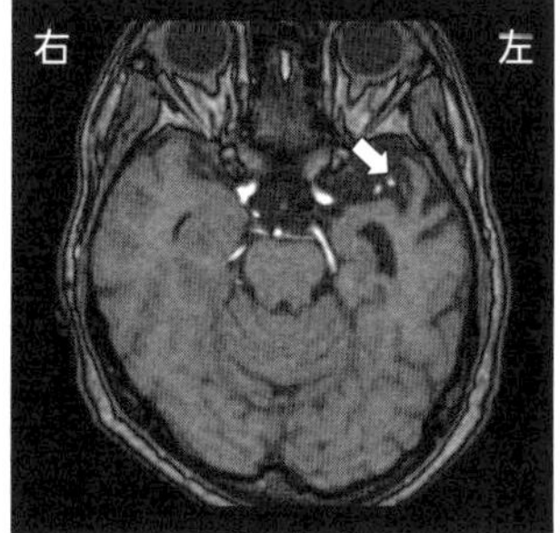

図 2.7
SD（左優位）例の MRI

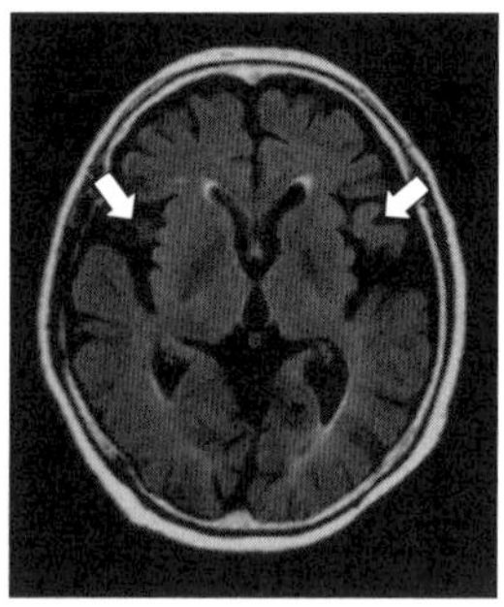

図 2.8
PNFA 例の MRI

糖尿病などの血管リスクを背景に多発する小さな脳梗塞や，白質の血流不足により現れた病変（白質病変）の影響で認知症状態に陥っている例がある。大脳基底核や大脳白質の病変は前頭葉背外側の血流低下と関連し，遂行機能などの前頭葉関連機能を低下させるとされている（長谷川・内海，2006）。図 2.9 に軽度の SVD 例の MRI を示す。白く見える部分（矢印）が白質の病変である。この例では軽度の物忘れと遂行機能障害が進行した。

(8) 特発性正常圧水頭症（iNPH）

● 症　候

水頭症には脳出血や脳腫瘍に続発するものがあるが，iNPH（idiopathic normal pressure hydorocephalus）は先行疾患が明らかでない水頭症である。思考緩慢や自発性低下，遂行機能障害などの認知症症状，歩行障害，失禁が緩徐に進行する。脳室に溜まった髄液の排出を促すシャント術という外科的手術により症状改善が期待できる治療可能な認知症としても知られている。なお，手術適応の有無を調べるために腰椎穿刺により髄液を一定量抜いて，認知機能，歩行，失禁の改善を評価するタップテストが行われる。

● 画像上の特徴

図 2.10 に iNPH 例の CT を示す。CT では脳室拡大（白丸），シルビウス裂の開大が見られる一方で，脳室に溜まった髄液が脳を内側から圧迫していくため，高位円蓋部の脳溝の狭小化（矢印）が見られる。

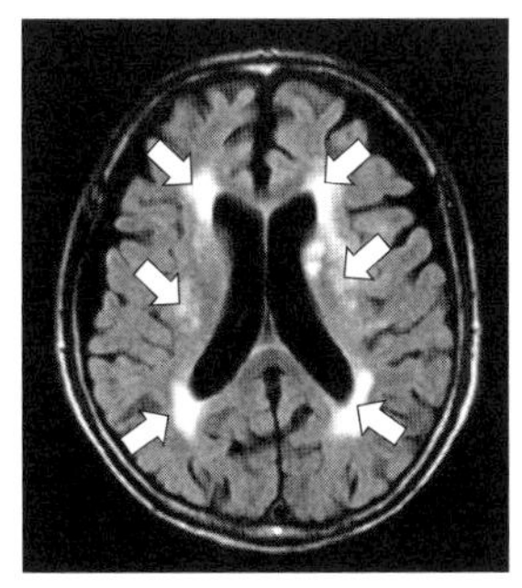

図 2.9
SVD（軽度）例の MRI

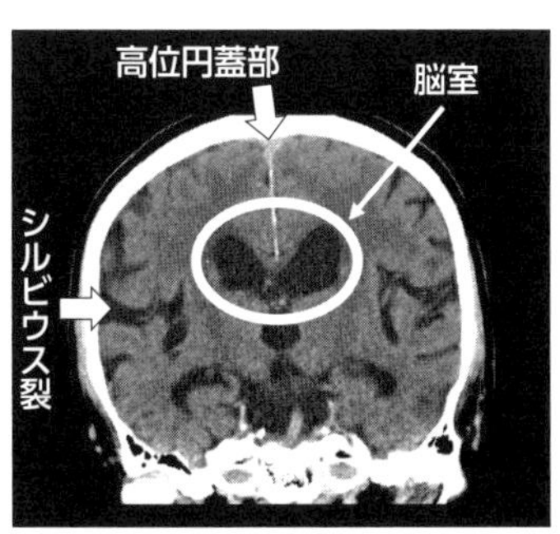

図 2.10
iNPH 例の CT

●認知機能検査上の特徴

ワーキングメモリ容量の減少，処理速度の低下，語流暢性検査の成績低下が見られることが多い。手術適応の有無を調べる際に心理職はそのアセスメントを依頼されることがあるが，短期間で２度の検査を行うため，学習効果が少なく量的に比較できる課題を指標にする必要がある。

2.3　認知症の神経心理学的アセスメント

2.3.1　アセスメントの目的と評価内容

医療，福祉における神経心理学的アセスメントはさまざまな目的をもってなされる。具体的には，①認知症であるか否か，および原因疾患の診断のため，②重症度の評価や進行状況の把握，③治療効果の確認，④介護サービス導入などのために生活能力を評価あるいは予測すること，⑤患者，介護者の困り事への介入のための障害構造の解明，などである。アセスメントを行う際は，その目的が明確でなければならない。特に患者に心理的負荷をかけるような検査の施行については，その目的と検査の妥当性を説明できなければならない。目的によっておのずとアセスメントの観点は異なり，利用するアセスメントツールも異なる。アセスメントツールには，患者に何らかの課題を課して認知機能を測る課題法検査と，患者の行動観察や介護者，家族等からの情報に基づいて尺度上の評価を行う観察法検査に大別される。

認知症の疾患診断のためには，検査により得られた患者の認知機能特性を分析し，脳機能低下部位の予測や先述した認知症疾患の特性との異同を判断する。これには認知機能を記憶，視覚構成能力，言語機能など機能領域ごとにある程度独立して評価できる課題法検査を用いることが役立つ。重症度や進行状況の評価には実際の生活上の能力評価など患者の全体像を評価する必要があり，行動観察や介護者からの情報などから評価する観察法に基づく尺度が有効である。治療効果の確認や前述のタップテスト前後のアセスメントには短期間のうちに複数回のアセスメントが必要なため，学習効果の影響を受けずに量的比較ができる課題を利用する必要がある。患者，介護者の困り事への対応を探るアセスメントでは，その障害構造を明らかにしていくことが必要で，どのような認知機能の障害および保存が臨床像をつくっているかを分析する必要があり，疾患診断のためのアセスメント同様に患者の認知機能特性を分析していくことになる。

2.3.2 アセスメントツールの概要

認知症のアセスメントには数多くのツールが開発され，今なお新しいものが開発，提案されている。代表的なものを取り上げて分類する。

(1) 観察法によるアセスメントツール

観察法検査は，認知症の重症度，生活能力，自立度などに関する総合的な状態把握ができる。認知症臨床では，認知症全般に関するもののほか，**認知症の行動・心理症状**（**BPSD**）に関するもの，せん妄，うつ，日常生活動作（ADL），介護負担についての尺度が使われる。臨床的な「現象」に基づいて近似的に判断するツールであるが，実際の生活場面での患者全体像を把握することができ，**生態学的妥当性**[*2]の高い評価ツールと言える。観察法検査の利用に当たっては，患者を観察する能力だけでなく，介護者，家族，病棟看護師などからの情報収集とともに認知症に関する深い理解，特に認知症症候学の知識が不可欠である。認知症全般に関する尺度では，介護保険の主治医意見書にも使われている認知症高齢者の生活自立度やFAST（Functional Assessment Staging of Alzheimer's Disease）など評価軸が１軸のものと，**CDR**（Clinical Dementia Rating）のように認知症高齢者の能力を複数の側面から個別に評価し，最終的に総合的な重症度を求める多軸のものとがある。

CDRは世界中に普及しており，代表的な観察法検査である。日本語版は大塚・本間（1991）によって翻訳されている。主要カテゴリーである記憶（Memory; M）と，二次カテゴリーである見当識（Orientation; O），判断力と問題解決（Judgment & Problem Solving; JPS），地域社会活動（Community Affairs; CA），家庭生活および趣味・関心（Home & Hobbies; HH），介護状況（Personal Care; PC）の６項目からなっており，各項目の評価から総合的な判定を行う構造になっている。家族・介護者からの情報を重要視してお

*2　検査結果が日常生活にどれくらい一般化できるかということに関する妥当性。例えば，MMSEの記憶は３つの単語の再生課題によって評価されるが，日常生活はこのような単純な記憶だけで構成されているわけではない。

り，各項目の判定，総合的な判定方法については目黒（2004）を参考にされたい。総合判定は通常0〜3が使用されるが，重度の認知症について4および5が追加されている。おおよその目安は，0：健常，0.5：軽度認知障害，1：軽度認知症，2：中等度認知症，3：重度認知症，4および5：最重度認知症である。

(2) 課題法によるアセスメントツール

課題法検査では，**MMSE**（Mini-Mental State Examination）や**改訂長谷川式簡易知能評価スケール**（**HDS-R**）のように比較的短時間で施行でき，患者の認知機能の状態（mental status）を把握するためのものが多用されている。日本臨床心理士会の会員を対象にした調査（日本臨床心理士会，2019）では，認知症のアセスメントにおいて使用頻度が高い検査はMMSE，HDS-Rであった。本章ではMMSEを詳しく解説する。

MMSEは1975年にM. F. Folsteinらによって作成された。もともと神経心理学的所見を取る技法はMental Status Examinationと呼ばれており，MMSEはそのうちいくつかの認知機能領域を抜粋した「ミニ」であると言える。MMSEはウェクスラー成人知能検査（Wechsler Adult Intelligence Scale; WAIS）との相関が確かめられており（Folstein et al., 1975; 森他，1985），より詳細で施行時間を要する知能検査の代替としてスクリーニングに使われることが想定されていたこともある。しかし，安易な数値の解釈に注意を喚起する意見（本村，1993）もあり，近年では，施行にも解釈にも臨床家の修練が必要で，常に解剖学的背景を意識して解釈する必要があるという意見（森，2010）や課題の追加も含めて臨床家一人一人が工夫をしていくことの重要性を強調する意見（今村，2015）も見られるようになった。Strub & Black（2000）は，ほとんどの神経心理学者は評価中に特別な問題が明らかになると固定したバッテリーに追加のテストを増やして，より慎重に評価すると述べている。

Folsteinは詳しい教示や施行順序を決めていないが，一般的な施行順に従って筆者が追加している課題や解釈を含めて解説する。日時や場所を問う見当識項目という課題があり，各1点，合計10点が配点されている。見当識は個体が環境世界のなかで生活していくために必要な人的および物的「関係性」の感覚的理解（目黒，2004）であり，時間・場所の見当識は時間軸・空間軸のなかに自己を位置づける能力と言える。しかし，課題法の評価では日付や地名などを問う課題にならざるを得ない。この成否だけで見当識を判断するのではなく，これらの質問を利用し，必要に応じて追加質問も用い，患者の時間軸・空間軸での位置づけが保たれているか否かを判断する必要がある。

MMSE では即時記憶と近似記憶を評価する方法として，単語の記銘力で代替する評価が採用されている。聴覚的に呈示した３つの単語を記銘してもらい，直後に再生してもらうことで即時記憶を，干渉課題を挟んで自由再生してもらうことで近似記憶を評価している。この自由再生の得点は床効果が強く，記憶障害の重症度が測りにくいという指摘（本田他，2006）もあり，鈴木他（2013）は自由再生，ヒントによる再生，再認再生を組み合わせた採点法を考案している。筆者は遅延の自由再生に再認再生を組み合わせて疾患診断に役立つ情報を得ることを試みている。重症度を統制した AD，DLB，VaD の比較では，AD は他の疾患に比べて再認再生でも再生できる語数が増えない傾向にあった（鈴木，2019）。

「連続７減算課題（serial 7's）」は伝統的に注意を見る課題として使われてきたが，知能，教育，計算能力あるいは社会経済状態を反映することもあるとされている（Strub & Black, 2000）。本課題が著しく困難な場合は，より，こうした影響を受けにくく注意を評価できる課題（例えば数詞の順唱・逆唱など）を追加する。

「物品呼称」は物品の視覚認知と喚語を同時に見ている。物品を認知できているのにその名称が出てこないのは失名辞ということになる。単語など短い語の復唱は可能なのに長い文章の復唱ができない場合は聴覚性短期記憶の低下を疑う。ただし，何文節分が復唱できないと聴覚性短期記憶の低下と言えるのかは単純には決められない。他の認知機能との相対的な関係において判断される。「３段階の命令」と「文章を読んで指示に従う」は聴覚的，視覚的に与えられた言語の理解ということになるが，理解の有無を指示に従って行為を遂行できるか否かで評価している点に注意が必要である。低アフォーダンスの課題の枠組みが理解できない，つまり，言語の意味は理解しているのに課題の枠組み（set）に乗れないために行為ができない場合がある。

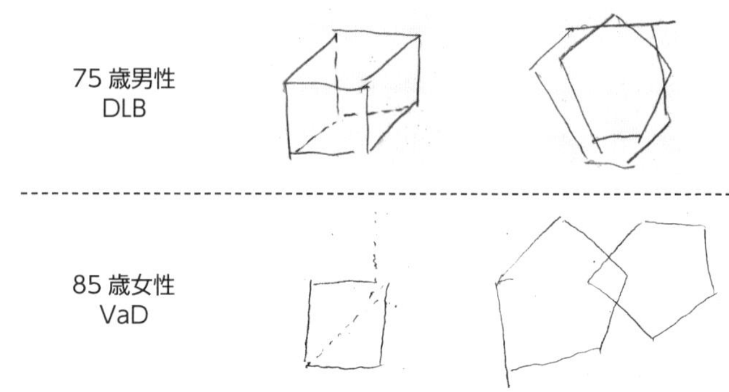

図 2.11
立方体，重なった五角形模写の二重（2 方向性）乖離

「文章の書字」は自発的であることが求められている。したがって，自発的に内容ある文を産生できるかといった思考水準から言語学的水準，文字実現水準までの認知機能が含まれる。採点だけでなく，質的な評価を加えることにより豊富な情報を得られる課題でもある。「図形模写」は視覚認知および視覚構成を見る課題であるが，重なった五角形を採用しているもの（Folstein et al., 1975）と立方体を採用しているもの（森他，1985）がある。両者はともに構成障害を見るのに妥当な図形と言えるが，両者の模写の成否が二重（2 方向性）に乖離することがあり（図 2.11），筆者は両方の図形を採用し，両者に影響を与える患者属性や他の認知機能を調べ（鈴木・翁，2017），立方体が模写できるにもかかわらず重なった五角形模写ができない者は AD や DLB などの脳後方型認知症に多いという知見を報告した（鈴木・翁，2019）。

課題法検査は各認知機能をある程度独立して評価できるので，患者の認知機能特性の描出に有用である。ほかに，特定の認知機能に特化したもの，例えば前頭葉機能を評価するための FAB（Frontal Assessment Battery）や記憶を評価する WMS-R（Wechsler Memory Scale-revised）などがある。また，時計描画検査（Clock Drawing Test; CDT）がよく使われているようである。CDT は特定の時刻，例えば 11 時 10 分を示している時計を文字盤から針まで描いてもらう課題であるが，さまざまな採点法が提案されている

（例：Rouleau et al., 1992; Shulman, 2000）。アナログ時計は60進法と12進法という２種類の記数法を１から12の数字が円形に配置された盤の上に長さが異なる２本の針で表現されている。時計を描画するという行為は時計の概念や記数法が保たれていることが必要であり，意味記憶，論理的思考，遂行機能や構成能力なども動員される。既存の採点法で点数化するだけでなく，多くの情報を得ることができ，さらなる解釈法の開発に向けて研究が期待される。

課題法検査は評価者側が課した課題に成功するか，あるいはどのような反応をするかによってアセスメントが進められていく。よって，テストのパッケージを知っているというだけでなく，どのような目的，方針でアセスメントをするか，どの認知機能の状態を調べたいのか，その際にどのような課題を用いるかが評価者のなかで明確でなくてはならない。そのためには認知機能の解剖学的背景と課題の心理学的構造を熟知しておく必要がある。また，心理室や検査室の机上でいくつかの特定の課題を遂行するという方法を用いた評価であるので観察法に比べて生態学的妥当性を欠くということにも注意が必要である。検査によっては総得点で認知症か否かのカットオフ値が求められているものがあるが，課題の難易度が異なるにもかかわらず同じ得点の重みづけをされていること，検査場面への患者の慣れや心の準備の有無など総得点に影響を与える要因が複数あり，カットオフ値による安易な判断は危険である。

そもそも，認知症の診断は診断基準に照らして総合的な所見からなされるものであり，認知機能検査のみでできるものではない。課題を課すという行為に対する患者の心理的負荷については前述したが，これについては評価者の配慮とともに，ただ得点を算出するだけでなく，侵襲性を差し引いても余りある有益な情報を得るよう心がけねばならない。

(3) その他のアセスメントツール

一般的な観察法，課題法に分類しがたいツールとして，大庭他（2017）の**日常会話式認知機能評価**（Conversational Assessment of Neurocognitive Dysfunction; **CANDy**）を紹介する。これは患者との自由会話から認知機能を推定するというものであり，課題法の評価目標を観察法の手法を用いて行うもので，患者への心理的侵襲性が少ないことが利点と言える。自由会話には豊富な情報が含まれている。会話中に見られる患者の特徴から，もの忘れの有無や程度，物事への関心，注意の持続，思考の生産性や柔軟性など複数の認知機能領域の状態を推定できるように作成されている。

2.3.3 アセスメントの事例

アセスメントの事例として自験例を挙げて解説する。個人が特定されないよう趣旨に関わらない情報は加工している。

(1) Aさんの症例

主観的な物忘れを心配して来院し，初期のADと診断されたAさんの症例である。

●症　例

50代女性。右利き。教育年数12年。

●現病歴

初診時（X日）の5か月前に夫と別居した。この頃から漢字が想起できないことやレジ打ちや計算を間違えそうになることが増えた。他者からの指摘や具体的な失敗はなかった。

●初診時現症

礼節は保たれ，診療に協力的。一般医学的，神経学的には特記すべき所見なし。

●CT所見

X日撮影の頭部CTでは異常所見は認められなかった。

●神経心理学的所見

X日にMMSE，CDT，前頭葉機能検査を実施した。MMSEは27点で，計算課題において，途中で「いくつ引くのですか？」と引くべき数を思い出せなかった。ワーキングメモリ容量の狭小化や維持性注意の低下を疑い，数唱課題を追加した。順唱は6桁であったが逆唱が3桁と低値でワーキングメモリ容量の狭小化が示唆された。3単語の自由再生は3語中2語であったが，想起できなかった語の再認再生も不能であった。他のMMSE課題，他の検査に異常所見は認められなかった。

●診　断

生活上，心理的負荷がかかるエピソードがあり，うつ症状でもワーキングメモリの低下が現れることもあるが，再認再生ができなかったことを年齢や他の認知機能と照らし合わせると記憶の選択的障害が軽度ながらあることは否定できないと考え，以上を診察医に報告した。診察医の判断でX+5日にSPECTが追加施行された。典型的なADパターンの血流低下が認められ，ごく初期のADと診断された。

●考察および経過

Aさんは，具体的な失敗はないものの自らの認知機能低下を懸念して受診した症例である。その理由として，もし認知症だとしたら，今後の仕事のこと，後継者のことなどを心配しなければと思っての来院である。検査の点数のみではなく，課題の追加を含めて慎重なアセスメントが必要と思われた。診断後，Aさんと家人に病名告知がなされ，今後のことが話し合われた。心理職としては診断後の心理的援助，家人の教育を開始した。その後，緩徐にADの症状が出現，進行したが，Aさんも家人も落ち着いて対応できている。

(2) Bさんの症例

他院でADと診断されていたが，iNPHであったBさんの症例である。

●症　例

82歳男性。右利き。教育歴9年。無職。

●既往歴

高血圧，高脂血症にて近医通院加療中である。

●現病歴

X日（初診日）の9か月前頃から自分のしたことを忘れ，家人が指摘すると怒ることが増えた。他院でADの診断を受け，薬物療法が開始された。専門外来での確認のためX日，当院紹介受診となった。

●初診時現症

神経学的には異常所見はなく，行動観察，会話からも特記すべき事柄はなかったが，歩行がやや緩慢で，歩幅が狭く，歩隔がやや広い印象を受けた。

●神経心理学的所見

X日にMMSE，CDT，前頭葉機能を測定する検査を実施した。MMSEは見当識項目，連続7減算課題，単語自由再生などで減点し，23点であった。図形模写やCDTには明らかな異常は認めなかった。前頭葉機能検査では，助言や所要時間の延長が必要であった。単語自由再生は3語中2語可能で，自由再生できなかった語の再認再生は自信を持って正解した。Bさんはワーキングメモリの低下や周囲への関心の薄れともとれる見当識項目の低下や前頭葉関連課題での低成績があるも，相対的に記憶障害は軽いと思われた。

●診　断

CT，SPECTが施行され，iNPHと診断され脳神経外科紹介となった。

2.4　おわりに

前述の松田（2009）は，認知症のアセスメントには，①認知症症候学，②画像，③認知機能検査，が3本の柱になると述べている。②の画像について，特にSPECTなどの脳機能画像は，近年，発展と普及が著しく，認知症の診断に威力を発揮している。しかし，画像診断の専門家には画像のみでの診断に注意を喚起する意見を述べている例もある。川端（2011）は認知症早期診断あるいは診断の補強にSPECTが威力を発揮するとした上で，ADでも血流異常が多彩であることを取り上げて，臨床像との組合せからSPECTの結果を解釈していくべきだと主張している。認知症のアセスメントは画像検査のみでできるわけではない。障害されている脳部位は同じでも，症状の現れ方は多様である。この点でも心理職が行う神経心理学的アセスメントの重要性と責任を再認識するものである。

【引用文献】

Folstein, M. F., Folstein, S. E., & McHugh, P. R. (1975). "Mini-Mental State": A practical method for grading the cognitive state of patients for the clinician. *Journal of Psychiatric Research, 12*, 189–198.

長谷川 昭・内海 裕也 (2006). 皮質下梗塞における遂行機能と前頭葉背外側の脳血流. 東京医科大学雑誌, *64*, 45–53.

本田 智子・伊藤 直亮・佐藤 厚・今村 徹 (2006). MMSEの3単語再生課題への補助再生と再認再生の導入の試み：健常高齢者と軽度の近似記憶障害を呈するアルツハイマー病患者における検討. 神経心理学, *22*, 233–239.

今村 徹 (2015). Eは診察のE (E is for examination)：神経心理学的診察法. 神経心理学,

31, 108-115.

伊藤 直樹 (1995). 利き手と大脳半球優位性. 平山 惠造・田川 皓一(編), 脳卒中と神経心理学 (pp. 63-66). 医学書院.

川端 信也 (2011). 日常診療からみた認知症診療と脳画像検査：その意義と限界. 南山堂.

松田 実 (2009). 認知症の症候論. 高次脳機能研究, *29*, 312-320.

目黒 謙一 (2004). 痴呆の臨床. 医学書院.

森 悦郎 (2010). 認知症診療は症候学からはじまる：認知症の症候学総論. 老年精神医学雑誌, *21*(増刊-1), 74-78.

森 悦郎・三谷 洋子・山鳥 重 (1985). 神経疾患患者における日本語版 Mini-Mental State テストの有用性. 神経心理学, *1*, 82-90.

本村 暁 (1993). 臨床失語症ハンドブック. 医学書院.

Neary, D., Snowden, J. S., Gustafson, L., ... Benson, D. F. (1998). Frontotemporal lobar degeneration: A consensus on clinical diagnostic criteria. *Neurology, 51*, 1546-1584.

日本臨床心理士会／第３期後期高齢者福祉員会 (2019). 高齢者領域における臨床心理士の活動実態に関する WEB 調査報告書 (2018).
http://www.jsccp.jp/suggestion/sug/pdf/koureisya_WEBhoukoku.pdf (2023/6/6 確認)

大庭 輝・佐藤 眞一・数井 裕光・新田 慈子・梨谷 竜也・神山 晃男 (2017). 日常会話式認知機能評価 (Conversational Assessment of Neurocognitive Dysfunction; CANDy) の開発と信頼性・妥当性の検討. 老年精神医学雑誌, *28*, 379-388.

大塚 俊男・本間 昭(監修) (1991). 高齢者のための知的機能検査の手引き. ワールドプランニング.

Rouleau, I., Salmon, D., Butters, N., ... McGuire, K. (1992). Quantitative and qualitative analyses of clock drawings in Alzheimer's and Huntington's disease. *Brain and Cognition, 18*, 70-87.

Shimomura, T., Mori, E., Yamashita, H., ... Hanihara, T. (1998). Cognitive loss in dementia with Lewy bodies and Alzheimer disease. *Archives of Neurology, 55*, 1547-1552.

Shulman, K. L. (2000). Clock-drawing: Is it the cognitive screening test? *International Journal of Geriatric Psychiatry, 15*, 548-561.

Strub, R. L., & Black, F. W. (2000). *The Mental Status Examination in Neurology*. F.A. Davis.

鈴木 千裕・本田 智子・佐藤 卓也・今村 徹 (2013). MMSE の３単語再生課題への補助再生と再認再生の導入の試み：中等度の認知機能障害を呈するアルツハイマー病患者における床効果の検討. 神経心理学, *29*, 71-77.

鈴木 則夫 (2019). MMSE の単語再生課題への再認課題追加導入の試み. 生老病死の行動科学, *23*, 27-36.

鈴木 則夫・翁 朋子 (2017). 立方体模写課題 (CCT) と重なった五角形模写課題 (PCT) に影響を及ぼす要因の検討. 高次脳機能研究, *37*, 395-402.

鈴木 則夫・翁 朋子 (2019). 立方体模写課題 (CCT) と重なった五角形模写課題 (PCT) における成否の乖離に関する検討. 高次脳機能研究, *39*, 356-363.

田邉 敬貴 (2000). 痴呆の症候学. 医学書院.

第3章

認知症への心理学的介入

藤田 雄

認知症への心理学的介入を対象者ごとに分類して概説する。3.1 節では本人への心理学的介入を**軽度認知障害**（MCI）や初期認知症の本人と，中等度以上の認知症の本人に分けて述べる。3.2 節では家族介護者への心理学的介入を，3.3 節では本人と家族への心理学的介入を概説する。3.4 節では今後の課題を述べる。

認知症への心理学的介入の大半は，主に認知症の専門職が介入の標的を設定して実施されている。専門職が本人や家族介護者の症状や機能，心理状態を臨床的な問題と見なして標的と設定し，その標的に即した介入が実践されている。そこで，節によって若干異なるが，①どのような心理学的介入が実践されているか，②何が標的とされているのか，それはどのような問題があると認識されているのか，③標的に対して心理学的介入がどのように実施されているのか，④どのようなことに注意すべきか，⑤どのような尺度が使用されているのか，に整理して述べる。

3.1　認知症本人への心理学的介入

認知症本人への心理学的介入はイギリスの心理学者である Tom Kitwood の提唱した**パーソンセンタードケア**の影響が大きいと言われている。Kitwood は Carl Rogers の影響を受け，疾患的，医学的な見方よりも，人として尊重することを重視した。これは Kitwood の著書『認知症のパーソンセンタードケア：新しいケアの文化へ』の原書の副題が“The person comes first”

であることにも表れている（Kitwood, 1997）。したがって，パーソンセンタードケアの提唱以降は「認知症だから，この心理学的介入を行う」のではなく，目前の本人の選好に沿った心理学的介入を選択して実施するようになった。またKitwoodは本人と周囲の人との相互作用に注目し，臨床心理学が個人のみを分析対象とし，周囲の人との関わり方や関係性に関心を示さないことを問題視している（Kitwood, 1996）。

認知症本人への心理学的介入は「MCIや初期認知症の本人への心理学的介入」と，入院や施設入所の割合が増加する「中等度以上の本人への心理学的介入」に分けて概説する。

3.1.1　軽度認知障害（MCI）や初期認知症の本人への心理学的介入

近年は認知症の早期発見が実現しつつある。一方でMCIや認知症発見後に本人や家族をいかに支援するかは未確立であり，本人への心理学的介入が十分に実践されているとは言えない。十分とは言えなくても，現在どのような心理学的介入が実践されているかについて概説する。

(1) どのような心理学的介入が実践されているか

MCIや初期認知症の本人とその家族への心理学的介入は**支持的心理療法**や，**認知症の行動・心理症状**（BPSD）の治療として**応用行動分析**，認知機能の改善などを目的とした**認知活性化療法**が実践されている。その他では本人と家族への**心理教育**が実践されている。ここでの「心理教育」とは「本人や家族の心情に配慮しながら，症状や**生活障害**の理解を促したり，介護に役立つ情報提供をしたりすること」を指す。ただし，心理教育では「カウンセリング」や「心理面接」といった構造化された面接の実践はあまりされていないと思われる。多くは神経心理学的検査後に，検査結果のフィードバックの一環として行われているのが実情と思われる。

なお，生活障害とは認知機能障害に由来する日常生活の障害である。MCIや初期認知症の段階でも見られ，具体的には鍵や財布の紛失，ATMの暗証番号の忘却，手間のかかる調理の困難，調理時の火の不始末，重複買い，冷蔵庫のなかの食品管理の困難，金銭管理の困難，服薬管理の困難，予定や約束の管理困難などがある。

ここまで述べた心理学的介入の対象は高齢者である。**若年性認知症**の場合は，主に医師を中心に経済的支援に関する情報提供やケースワーク的な介入がされている（朝田，2008）。若年性認知症とは医学的な名称ではなく通称であるが，一般的には65歳未満の発症者を指す。原因疾患はアルツハイマー型認知症の割合が高いが，主に65歳未満で発症する前頭側頭葉変性症や，脳梗塞や脳出血などの脳血管障害に起因する血管性認知症が高齢発症の認知症よりも多い傾向が認められる。若年性認知症の場合，本人は年齢が若く，家計や家事・育児の中心的な担い手であるため，経済的支援のための情報提供が行われる。具体的には就労継続のための診断書作成や障害年金の受給，生命保険の高度障害認定に関する情報提供が行われている。

(2) 何が標的とされ，どのような問題があると認識されているか

MCIや初期認知症の本人の心理学的介入の標的は本人の**生活の質（QOL）**やBPSD，認知機能である。

QOLは身体面や心理面，社会面だけでなく，経済状態やスピリチュアリティなどを包括する概念である。心理学的介入の標的となるのは，QOLのなかでも特に健康関連QOLである。健康関連QOLは，身体面や心理面，機能面など健康と直接関連する要素から構成され，介入によって改善が見込まれる（下妻，2015）。MCIや初期認知症の本人のQOLは個人差が大きい。年齢や性別，健康状態などだけでなく，発症以前のライフスタイル，すなわち仕事の有無や対人交流，趣味活動，家事などの家庭内役割も影響する。一般に認知症を発症すると対人交流からドロップアウトするとされているが，筆者の経験では特定のグループとの交流は継続している人も少なくない。

BPSDは具体的には不安や抑うつなど感情障害や，妄想，無気力（アパシー），レビー小体型認知症に特徴的な幻視・幻聴，前頭側頭葉変性症に特徴的な異常行動や脱抑制が挙げられる。BPSDは本人だけでなく，介護する家族への影響が大きく，介護負担を高めて入院や施設入所を早めるとされている。

BPSDの治療は薬物療法よりも心理学的介入が優先される。なぜなら，**抗精神病薬**を含む**向精神薬**は転倒や過鎮静，死亡率の上昇などのリスクがあるからである（日本神経学会，2017）。BPSDは神経変性だけでなく，本人の

置かれた環境，すなわち本人と周囲の家族などの介護者との相互作用の影響を受けると考えられている。BPSD は「認知症が進行したため」「前頭葉の障害があるから」などと安易に解釈されることがあるが，Kitwood（1996）は本人の周囲の人の不適切な関わり方や，栄養状態や痛みなど本人の健康状態の影響も受けると指摘している。例えば，本人の周囲の家族が鍵や財布を紛失したことを毎回叱責したり，探し物をしているときにたびたび指摘したりすれば易怒性やうつなどを，本人に慢性的な腰痛があると易怒的に，あるいは意欲が低下した状態になりやすいであろう。

(3) 標的に対して心理学的介入がどのように実施されているか

ここでは MCI や初期認知症の本人と家族への心理教育について述べる。心理教育を神経心理学的検査の結果のフィードバックの一環として実施する場合は，標的を明確に設定せず効果の検証も行われていないと思われる。

それでは，検査結果のフィードバックの一環としてどのように心理教育を実施しているのだろうか。心理教育は「本人や家族の心情に配慮しながら，症状や生活障害の理解を促したり，介護に役立つ情報提供をしたりすること」と既述したが，認知症を疑われて受診した本人や家族はどのような心情なのであろうか。心理教育を通じてどのように症状や生活障害の理解を促しているのかを述べる前に，認知症診断前後の本人と家族の心情について概説する。

本人は自分の心情を積極的に語らないが，自尊心の傷つきや，認知症への恐怖，本人と家族の認識との乖離への戸惑いを抱えている可能性がある。近年，認知症の早期発見が啓発され，自発的な受診が増えつつあるが，大半は家族に心配されて受診する。受診に抵抗し，受診に至るまでに家族が難渋するという。一見そのように見えなくても，受診した本人は「まさか自分が認知症になってしまったのか」という不安や恐怖，「物忘れはあるかもしれないが，家族が言うほどひどくはないはずだ」と家族から認知症扱いされることに怒りと戸惑いの入り混じった感情を抱えていることが筆者の経験上少なくない。また，本人は自分の心情を周囲の人に話せていないと考えたほうがよい。高齢者の多くは孤独である。加齢に伴って自分の心情を打ち明けられる友人との離別が増える。「お友だちがいる」という本人も，当たり障りのない話しかしないように気を配り，自分が認知症になったかもしれないという話はできない，あるいは「私も一緒よ」と親身に聴いてもらえないという。また，「子どもには言えることと言えないことがある」という本人も少なくない印象がある。自分の心情を打ち明けられる人がいる高齢者は幸福なのだと思われる。

一方，家族の心情は今後の生活への不安と混乱を主徴とすると言えようか。もちろん「家族」と一口に言ってもさまざまであるが，これまで家族は本人の認知症を否認する傾向が指摘されてきた。しかしながら筆者の経験では，近年はむしろ積極的に認知症を疑う家族が目立つ。そして，認知症が進行したら今後どのような事態になるのかと不安な家族が多い印象を受ける。あるいは，初期認知症の段階でも，本人に意思決定や情緒的なサポートを頼っていた配偶者のなかには，これまでのように頼れる夫・妻と感じられないと語る人もいる。本人と同様に自分の心情を話せていないのか，話のまとまりが乏しく感情的になる家族は少なくない印象がある。

以上のような本人と家族の心情に配慮しながら心理教育を実施する。具体的には，神経心理学的検査の結果に基づいて本人や家族と対話をし，症状や生活障害の理解を促す。そのために，まずは心理職が神経心理学的アセスメントから，生活場面で「まだできていること」や「困難になったこと」を本人や家族に確認する必要がある。この確認は，神経心理学的アセスメントから，生活場面でできることと困難なことについて仮説を立て，本人や家族に尋ねて検証する作業とも言える。このような仮説検証が必要なのは，神経心理学的アセスメントの結果と生活障害が乖離することがあるからである。検査上は障害が疑われても，本人のそれまでの習慣や関心の度合いが影響するのか，特定の活動，例えば金銭管理や高度な認知機能を要する趣味活動では支障が目立たないこともある。また，レビー小体型認知症の本人は，認知機能の変動があり，検査場面でできたことと，生活場面でできることが乖離することがある。そのため，このような仮説検証が必要になる。

この仮説検証を本人にする場合，筆者は次のように尋ねる。「○○さんはもちろん，日常会話は十分に理解することができるはずです。ですが，長々とした説明はその前半部分，もしくは後半部分など一部が理解できないことがあると思います。例えば診察時の医師の説明がよく分からないということはございませんか？」と尋ねて，本人が肯定したら，想像を巡らせて「電話を切ったときに不意に話しかけられたりして，何かに気を取られると記憶が完全に消えてしまう。電話で何を話したか分からなくなる。そのようなことはございますか？」「複数人で一度に話すとき，例えば，ご家族3，４人と一度に話すと，途中から話についていけなくなったりすることはございますか？」などと尋ねる。もちろん，コミュニケーションだけでなく，**手段的日常生活動作**（IADL）について，パソコンやスマートフォンを使いこなしているか，テレビやDVDの操作に苦慮しないか，料理のレパートリーは豊富かなどを確認する。このように，仮説検証をしながら，生活場面で本人の「まだできていること」や「困難になったこと」の理解を深める。

以上のように，生活場面での本人の具体像をイメージしてから，目前の本人や家族に尋ねられたことに応じている。

(4) どのようなことに注意すべきか

心理教育では本人と家族の心情に配慮すると述べたが，本人は自尊心の傷つきや認知症への恐怖といった心情を積極的に述べない。前述したように，受診する高齢者は孤独である。差し当たって本人が望んでいることの１つは「自分の気持ちを分かってほしい」ということであろう。

目前の本人の心情を理解するためには本人との良好な関係を築く必要がある。そのためにまず，目前の本人への関心を示すことである。前傾姿勢での傾聴や，大きなうなずき・強めの相づちによって関心があることを伝える。筆者の経験上，関心があることが伝われば，本人は心情を述懐する。次に「○○ということですね」などと適宜聞き返して本人の心情を理解できているかを確認する。心理職の聞き返しに本人が「そうなんです！」と強く反応すれば，心理職の理解は間違っていないことが確認できる。聞き返しに「うーん。というか，○○です」と本人が答えれば，心理職は自分の解釈を修正できる。このように本人の心情への理解を深めていく。

なお，神経心理学的検査時に目前の本人に関心を示すことができるようになるためには，神経心理学的アセスメントにある程度習熟する必要がある。神経心理学的アセスメントに専心していると，本人の心情に関心が向けられないからである。

神経心理学的検査後に家族から日常生活の様子を聴取する際に注意すべきことは，家族の前で「ご家族に普段の○○さんの様子をお聞きしてよろしいでしょうか」と本人からの承諾を得ることである。これは本人と家族に，本人を一人の人として尊重していることを伝えるためである。

本人や家族に情報提供をする上で注意すべきことは2つある。1つは，目前の本人や家族から尋ねられたことに対して，相手の表情や反応をうかがいながら，可能な限り安心してもらえるように伝えることである。一時に多くの理解を本人や家族に求めるのは酷なので，目前の本人や家族に尋ねられたことを本人や家族が安心できるように伝えることが求められよう。

もう1つは介護負担や不安の高そうな家族には，現在できること，例えば今後の備えとして介護保険の申請などの情報提供をすることである。介護保険を申請すると，**介護支援専門員（ケアマネジャー）**の担当が決まり，介護の相談ができることを伝えると安心につながる。

最後に，家族の訴える症状や生活障害を心理職が理解する際に注意すべきことを述べる。以下，具体例を挙げて説明をする。

Cさんは認知症を疑われて来院した男性高齢者である。家族は病院へ同伴した妻である。Cさんは「妻に勝手に車を売られた。これが本当にショックだった」と落ち込んでいる。一方の妻は，本人と話し合って自動車を売却したにもかかわらず，「（妻が）勝手に売った」と言って本人に責められることが苦痛だという。

このようなケースだと，Cさんが記憶障害のため，妻と話し合ったことを忘れていると理解されるのではなかろうか。しかしながら，妻に詳細を確認すると，子どもと話し合って，Cさんの不在時に子どもが自動車を売却したことが明らかになった。このような場合だと，事前に話し合ったことをCさんが思い出せなかったとしても，本人としては「勝手に売られた」と思っても仕方ないのではなかろうか。もちろん，売却時に「そんな話はしていない。車は売らない」といったCさんの抵抗を回避したい妻の意向は理解できる。自動車売却以外のことでも，これまで妻はCさんの抵抗を回避する対処をしてきたのかもしれない。妻の負担を考慮するともっともだと思う一方で，Cさんにとって重要な自動車については，Cさんの抵抗を回避する対処法がうまくいかなかったのだと考える。

ここで挙げた具体例のような場合，家族の語りに沿って傾聴しているだけでは原因を本人の記憶障害に帰属する誤解をしてしまう。このような誤解は本人と家族の関係悪化を助長しかねない。本人の認知機能障害だけに帰するのではなく，本人と家族の相互作用からも理解する視点が必要である。

(5) どのような尺度が使用されているのか

本節の最後に，アセスメントや介入効果の検証のために使用されることの多い尺度について概説する。心理学的介入の評価法を検討する際に参考にしてほしい。使用されることの多い尺度は表3.1のとおりである。

日本語版QOL-AD（Quality of Life in Alzheimer's Disease Scale: Matsui et al., 2006）は本人が自分のQOLについて回答する自己評価と家族などの介護者が本人のQOLを回答する代理評価がある。それぞれ個別に聴き取り評価し，自己評価のQOLと代理評価のQOLをそれぞれ算出する。この尺度は「身体健康」「活力・気力・元気」「気分」「生活環境」「記憶」「家族」「結婚」「友人」などの13項目について4段階で評価する。得点範囲は13～54点であり，得点が高いほどQOLが高いことを示す。

日本語版DEMQOL（Dementia Quality of Life）は本人に聴き取ってQOLを自己評価する尺度である（Niikawa et al., 2019）。28項目について4段階

表3.1
MCIや初期認知症の本人への心理学的介入で使用することの多い尺度

評価内容	検査名	評価者	項目数・段階／件法・得点範囲
QOL	日本語版QOL-AD	本人と介護者	13項目・4段階・13～54点
	日本語版DEMQOL	本人	28項目・4段階・28～112点
	日本語版DEMQOL-Proxy	介護者	32項目・4段階・31～124点
BPSD	日本語版NPI-Q	介護者	12項目・ 「重症度」は3段階・0～36点 「負担度」は6段階・0～60点
	DBD-13	介護者	13項目・5段階・0～52点
うつ	GDS-15-J	本人	15項目・2件法・0～15点
認知機能と生活機能	DASC-21	介護者か本人	21項目・4件法・21～84点
	DASC-8	介護者か本人	8項目・4件法・8～32点

で評価する。質問項目は過去1週間の「気分」13項目,「記憶と認知機能」6項目,「日常生活」9項目から構成される。得点範囲は28～112点で，得点が高いほどQOLが高いことを示す。一方，日本語版DEMQOL-Proxyは介護者に聴き取り本人のQOLを代理評価する。質問項目内容がDEMQOLと一部異なり，32項目について4段階で評価する。得点範囲は31～124点で，得点が高いほどQOLが高いことを示す。

QOL-ADとDEMQOL・DEMQOL-Proxyは測定するQOLの範囲が異なる。QOL-ADは後者よりも広範囲なQOLを評価する。一方，DEMQOLとDEMQOL-Proxyは健康関連QOLを評価する尺度であり（Smith et al., 2005），認知症本人のQOL尺度の自己評価と代理評価の結果の乖離や信頼性・妥当性の低さの解決を目指して，観察可能な行動に着目した尺度である。

日本語版NPI-Q（Neuropsychiatric Inventory-Questionnaire）はBPSDを評価する行動観察尺度である（松本他，2006）。NPIはCummings et al.（1994）が開発し，以後NPIは数種類開発されたが，日本語版NPI-Qは，家族介護者が自分で記入して回答できるようにデザインされているのが特徴である。項目数は「妄想」「幻覚」「興奮」など12項目である。家族などの介護者は各項目の症状がまったくなかった場合は「なし」と回答し，次の項目を回答する。過去1か月間に「あり」の場合は重症度と負担度をそれぞれ回答する。重症度は3段階で得点範囲は0～36点，負担度は6段階で得点範囲は0～60点である。実施に際して注意すべきことは，自記式で回答を依頼した場合は回答の確認が必要な点である。特にNPI-Qは症状や行動特徴の有無ではなく，変化の有無を尋ねる。したがって，認知症発症以前からその症状や行動傾向があっても，過去1か月に変化がなければ「あり」にはならないので注意が必要である。

DBD（Dementia Behavior Disturbance Scale）の短縮版であるDBD13もBPSDを評価する尺度である（町田，2012）。全28項目のDBDの短縮版が全13項目のDBD13である。DBD13の項目は例えば「同じことを何度も聞く」「よく物をなくしたり，置き場所を間違えたり，隠したりしている」「日常的な物事に関心を示さない」「特別な理由がないのに夜中に起き出す」などである。これらの項目を家族介護者に聴き取って「0点：まったくない」

から「4点：常にある」の5段階で回答する。得点範囲は0〜52点であり，得点が高いほどBPSDが重度であることを示す。

BPSDの評価にDBD13とNPI-Qのどちらを使用するかは，心理学的介入の目的などに応じて検討する必要がある。DBD13はNPI-Qに比してシンプルで項目の表現が家族介護者にとって理解しやすい。一方で，NPI-Qには，DBD13にはない「幻覚」「多幸」「食行動」などの症状がある。また，DBD13はBPSDの頻度を，NPI-Qは重症度と家族介護者の負担度を評価するなどの違いがある。

老年期うつ検査-15-日本版（GDS-15-J）は老年期のうつのスクリーニング検査である（杉下他，2017）。15項目について「あり」「なし」の2件法で評価する。得点範囲は0〜15点で，7点以上だとうつの可能性が示唆される。

地域包括ケアシステムにおける認知症総合アセスメントシート（Dementia Assessment Sheet for Community-based Integrated Care System; DASC-21）は認知機能と生活機能を主に家族への聴き取りにより評価する（粟田，2016）。特にIADLに関連する生活障害の検出をしやすい。項目内容は例えば，財布や鍵などの管理，交通機関の利用，金銭管理などがあり，4段階で評価する。得点範囲は21〜84点で，得点が高いほど認知機能障害と生活障害が重度であることを示す。合計得点が31点以上だと認知症の可能性が示唆される。8項目でより簡便な，認知・生活機能質問票（The Dementia Assessment Sheet for Community-based Integrated Care System-8 items; DASC-8）も開発されている（Toyoshima et al., 2018）。

3.1.2　中等度以上の認知症本人への心理学的介入

認知症の重症度が中等度になると，生活障害やBPSDの重症度が増加する。物盗られ妄想や易怒性，睡眠障害などのBPSDが強まって家族介護者の介護負担が増加すると，入院や施設入所が増える。そこで，ここでは入院中の認知症の本人への心理学的介入について述べる。前項と同様に心理学的介入を紹介し，何が介入の標的とされ，その標的に対してどのように介入が実施されているのかについて概説する。それから，入院病棟では他の職種と連携しながら心理学的介入が実施されるので，認知症入院病棟の多職種連携とコンサルテーションで注意すべきことを述べる。最後に，中等度以上の本人への介入で使用されることの多い尺度を紹介する。

(1) どのような心理学的介入が実践されているか

認知症の中等度以上の本人への介入は，**回想法**や**メモリーブック**，**アクティビティ**，BPSDへの応用行動分析，認知活性化療法などが実践されている。

回想法は人生の歴史に焦点を当てて傾聴する高齢者を対象とした心理療法である。アメリカの精神科医であるRobert Butlerによって1963年に提唱された（黒川，2005）。これが認知症高齢者へも適用されて個人回想法，グループ回想法，レクリエーションとしての回想法などが広く普及している。その目的はそれぞれの実施の仕方によって異なる。回想法では，刺激物を提示して，参加者の思い出を促す。刺激物とは参加者が子どものとき遊んでいた玩具や教科書，日用品の現物や写真などである。

メモリーブックは認知症や記憶障害のある人を対象としたコミュニケーション支援ツールである。アメリカの言語聴覚士であるMichelle Bourgeoisにより1990年に提唱された（飯干，2011）。本人から対話や書字で聴取した内容を1冊のアルバムにまとめ，写真や地図なども添える。メモリーブックは「これまでの生活」と「今の生活」から構成される。「これまでの生活」では主に本人にとって重要な思い出や生活史を，「今の生活」では，現在の生活のうち，本人や周囲の人にとって重要な情報や必要な情報をまとめる。メモリーブックの目的の1つは，作成したアルバムを繰り返し活用して，本人と周囲の人が円滑に実りあるコミュニケーションがしやすくなることである。個別の介入も集団介入もある。回想法との違いは，アルバムを作成してそれをコミュニケーションに活用することや，会話や読字，書字といった言語リハビリテーションとしても積極的に実践されていることにある（飯干，2012）。

アクティビティは，例えば，園芸や編み物，習字，塗り絵，囲碁・将棋などである。どのようなアクティビティをどのように実施するかは本人の選好による。重度の認知症や身体機能障害のために，アクティビティが難しい場合は，何らかのアクティビティをしてもらうことに固執するのではなく，どのような環境だと本人が快適に過ごせるかを検討することになる。具体的には，外の景色の見える場所か，人が作業をしているにぎやかな場所か，それとも静かな場所かなどを本人の表情などの非言語コミュニケーションや行動観察を手がかりにして探索する。この場合にも，生活史が手がかりになるかもしれないが，重度の認知症の場合は注意機能などの認知機能障害の影響を受けやすいので，表情や行動観察を手がかりにするのが有用であろう。

(2) 何が標的とされ，どのような問題があると認識されているか

中等度以上の心理学的介入の標的は，QOL や BPSD，**日常生活動作（ADL）**である。入院して間もないときは，入院生活への適応が標的となる。特に帰宅願望や不安，易怒性などの BPSD が頻発することがあるので，これらの BPSD が心理学的介入の標的となる。これらの BPSD は本人にとって苦痛であり，本人の QOL の低下に影響すると専門職は考えるからである。

また，男性の患者に特に見られるアパシーは，本人は苦痛を示さないが介入の標的と見なされる。アパシーは周囲に関心を示さず，自室に引きこもりがちになるため，ADL の低下や，過度な不活動によって全身の身体機能に支障を来す**廃用症候群**を招くためである。

(3) 標的に対して心理学的介入がどのように実施されているか

入院生活への適応に回想法やメモリーブック，本人の選好に沿ったアクティビティが実施されている。何かする活動があることや，話す相手の存在によって，本人の不安の緩和や QOL・ADL の維持につながるからであろう。具体的に何を標的とするかは行動観察から検討する。また，どのような心理学的介入を実施するかは，本人との対話や生活史，行動観察アセスメントから検討する。つまり，特定の標的に対して，本人に有効そうな介入を選択して試みる。その有効性は行動観察を通じて検証する。

例えば，入院して間がなく，不安そうにしている本人がいたとする。行動観察を通じて，なじみの関係をつくることを標的とし，生活史や行動観察から話好きな印象があったら，本人と気が合いそうな他患者との回想法を導入したり，気の合いそうな他患者に本人を紹介したりする。気が合うかどうかの判断は生活史が参考になる。例えば，同郷とか同じような仕事などの背景

に共通点があれば，なじみの関係になりやすい。

本人のアクティビティの選好も生活史が参考になる。元来社交的な人であれば，グループ回想法や小集団で会話をしながらアクティビティをすることを好むかもしれないし，一人の時間を大切にしていたような人であれば，一人で黙々とアクティビティをする環境を好むかもしれない。

もちろん，行動観察だけでなく，神経心理学的アセスメントも心理学的介入の選択や本人に必要なサポートを把握する上で必要である。例えば，言語情報を保持する短期記憶の容量の程度や，呼びかけて注意を向ければ理解可能かなどの情報を得ることができる。このような情報は自分や他の職種がケアする上で有用である。ただし，他患者との会話では，本人は相手の話を理解できていなくても，会話すること自体を好む場合もあるので行動観察を通じて回想法などの選好を判断する必要がある。

BPSDを緩和するためには，それがいつ，どのような状況で見られ，どのように維持されているのかという行動観察アセスメントが重要である。また，この行動観察アセスメントでもKitwood（1996）が指摘した，周囲の介護者の関わり方や，痛みや疲労など本人の健康状態にも注目する必要がある。さらに，生活史の情報が参考になる場合がある。例えば，仕事で管理的な立場だった人は，他の入院患者に干渉してトラブルになるかもしれない。BPSDの緩和のために応用行動分析やアクティビティの導入，他の患者との対話の促し，BPSDの原因を探るためのケアのあり方を多職種間で検討することなど，どのような介入を実施するにせよ，以上のような行動観察アセスメントが有用である。

例えば，男性患者に特に見られるアパシーには，本人の好きな話題をして関心や意欲を引き出すことが有効である。本人の好きな話題とは，自分にとっての誇りと関連するような話題であり，誰もがこのようなエピソードを有していると思われる。具体的には仕事や育児をして家庭を守ったことなどである。筆者は本人の好きな話題をして，本人の気分が高揚したときを見計らって，アクティビティに一緒に参加することをしばしばしていた。その手順は以下の①～③である。①自室にこもっている本人に挨拶し，話しかける。②本人の好きな話題を振って傾聴する。③本人の表情が生き生きしてきたら，「ちょうど，今○○があるみたいです」などと本人が関心を持てそうなアクティビティに誘って，一緒に活動をする。

入院生活に適応すると多職種で共有された目標，例えば，退院支援が１つの目標になり，この目標に向けた心理学的介入が実施される。

(4) 多職種連携ではどのようなことに注意すべきか

入院・入所している本人へ心理学的介入を実践する場合は多職種連携が必要になる。多職種連携では，まずチームに仲間入りすることが求められる。仲間入りしたら，個々の職種を尊重しながら，入院している本人の QOL の維持・改善のために心理職として共に協力できる領域を探す。このような姿勢がチームの和を乱さず，チームを機能させる。ひいては入院・入所している本人の QOL の維持・改善への寄与につながる。

ここでは多職種連携について注意すべきことを３点述べる。１点目は個々の職種へのリスペクトである。個々の職種で役割や学んできたこと，価値観が異なる。それらを尊重する必要がある。他の職種を尊重することは一見基本的なことと思えるかもしれないが，筆者自身は入院病棟にいたときにできなかった。他の職種から専門職として自分が尊重されていないと受け取って「こんなに真剣に患者さんのことを考えているのに」と悔しさや不全感を一人で抱えていた。当時は心理職である自分に何ができるかを一人で自問し，他の職種から求められていることを「それでは専門性が発揮できない」「本来の心理職の役割ではない」と思っていた。

心理職は経験が浅いと他の職種からリスペクトされていないと筆者のように受け取ってしまうかもしれない。心理職が専門とする「心理」は実体がなく，心理学的効果は他の職種には，あるいは心理職自身にも分かりにくい。また，職種に限らず誰もが「心理」に関心を持ち，誰もが自分や他人，患者の「心理」に思いを巡らせていることも影響するはずである。関心を持たれやすいので，さまざまなアセスメントをした上で心理職が患者の心理を述べても他の職種から支持されなかったり，反論されたりすることがあるのではなかろうか。

注意すべきことの２点目は他の職種との対話のなかから，他の職種と共に協力できる領域を模索することである。職場で与えられた業務のほかに心理職へのニーズや期待は職場によって異なるはずである。他の職種が自分にどのようなことを求め期待しているのかを個々の職種と対話しながら検討し続けることである。重要なことは，多職種連携はチームプレイなのでかつての筆者のように一人で抱え込んで自問するのではなく，他の職種との対話を絶やさないことである。

多職種連携のなかで心理職に求められる役割の1つに，本人に関する情報提供がある。注意すべきことの3点目は，どのような情報を提供するかは，もちろん本人のQOLを最優先すべきだが，個々の職員の関心やニーズに沿うことである。これは個々の関心やニーズに沿ったほうがその職員の言動が変容しやすい，という意味である。また，他の職種との関係を促進しやすい効用もあるだろう。では，個々の職員のニーズや関心をどのように把握するか。これも対話をしながら把握する。例えば，本人の人となりに関心を持ちそうな人もいれば，自分の業務上のタスクの負担軽減につながる情報を知りたい人もいる。本人の人となりに関心を持ちそうな個人には本人の好きな話題を伝えると，その個人と本人の関係づくりに寄与できる。一方，タスクの負担軽減につながる情報は，認知機能面の情報が有用かもしれない。認知機能障害が中等度以上になると短期記憶の容量や注意機能が障害される。どのように話しかければ本人は理解しやすいか，あるいはまったく言葉を理解できない人にはどのようにケアをするのかといった情報提供も心理職には重要な役割である。認知機能面の情報を伝える際には，筆者であればその職員が理解できるように，どうすれば，また，どのように負担が軽減できるかを具体的に伝える。実際にその職員の目前で実演することも有効である。また異食があった場合に意味記憶障害の有無をアセスメントすることも他の職種の負担軽減につながるであろう。以上のような情報提供が，慢性的な人手不足を抱えがちな入院病棟で持つ意味は小さくない。ケアの質の維持や虐待予防につながるからである。

(5) コンサルテーションではどのようなことに注意すべきか

コンサルテーションとは，他の職種から相談された困難事例について，問題解決に向けた提案をする活動である。相談する専門職をコンサルティ，相談を受ける専門職をコンサルタントと呼ぶ。コンサルテーションでは，コンサルティがどのようなことに困っているのかを明確化して問題を同定し，解決法の提案をし，主にコンサルティが実行してその効果が検証される。このコンサルテーションにおいて注意することは，専門的なアセスメントが難しい場合は性急な問題解決を控えることである。コンサルテーションが求められるのは，コンサルティである医師の治療や他の職種のケアが功を奏さないケースであり，心理職の専門性が要求される。要求される専門性は，コンサルティが困っている問題をアセスメントする視座である。コンサルティと異なるアセスメントができないと問題解決への有効な助言はできない。心理職ならではのアセスメントの視座は応用行動分析による課題分析や神経心理学的アセスメント，発達心理学的な見方などである。このような専門的な視座を習得しないと，有効なコンサルテーションは難しい。専門的なアセスメントが難しい場合は，あるいはこのような専門性を身につけるためには研修・書籍・論文などで学んだことを実際に目前の患者に応用して有効性を確認したり，他の心理職に相談したりして理解を深める必要があると思われる。

(6) どのような尺度が使用されているか

中等度以上の認知症の本人への心理学的介入に使用されることの多い尺度は表3.2のとおりである。表3.2の尺度は，MCIや初期認知症への心理学的介入に使用する尺度と比較すると，介護者が代理で評価する行動観察尺度が

表3.2
中等度以上の本人への心理学的介入で使用することの多い尺度

評価内容	検査名	評価者	項目数・段階／件法・得点範囲
QOL	日本語版DEMQOL-Proxy	介護者	32項目・4段階・31～124点
精神機能	NMスケール	介護者	5項目・7段階・0～50点
BPSD	日本語版NPI-NH	介護者	12項目・ 「頻度」は5段階 「重症度」は4段階 「NPI-NH得点（頻度と重症度の積の合計点）」は0～120点 「負担度」は6段階 「負担度得点（負担度の合計点）」は0～50点
ADL	Barthel Index	介護者	10項目・3段階・0～100点

多いことに気づくはずである。これは，中等度以上になると，自分の症状や機能障害を自覚しにくくなる**病態失認**が強まり，本人の発言の妥当性が疑われるからである。したがって，認知症が中等度以上になると行動観察アセスメントの比重が増すと言える。**失語**症状がある場合や重度の認知症のため言葉でうまく表現ができなくなった場合は，特に表情などの非言語コミュニケーションや行動観察アセスメントによって本人が置かれた状況や快・不快を推定することが増える。

N式老年者用精神状態尺度（NMスケール）は高齢者の精神機能を評価する行動観察尺度である（小林，1988）。項目は「家事・身辺整理」「関心・意欲・交流」「会話」「記銘・記憶」「見当識」の5つであり，それぞれを0点，1点，3点，5点，7点，9点，10点の7段階で評価する。得点範囲は0～50点であり，得点が高いほど精神機能が高いことを示す。

日本語版NPI-NH（Neuropsychiatric Inventory in Nursing Home Version）は入院・入所中の本人のBPSDの評価に特化したNPIである（繁信他，2008）。NPI-Qとは実施方法と合計点の算出方法が異なる。NPI-NHはNPI-Qと同一の12項目を本人の普段の様子をよく知っている介護者（病院や施設の職員）に聴き取り調査する。各項目は主質問と下位質問の2つの質問がある。主質問に「なし」だった場合は次の項目へ移る。「あり」だった場合は，下位質問で具体的にどのような行動があるのかを特定する。下位質問で行動が特定できたら，その行動の頻度を0～4の5段階，重症度を0～3の4段階，負担度を0～5の6段階で評価する。NPI-NHの合計点は頻度と重症度の積を合計した「NPI-NH得点」と負担度のみを合計した「負担度得点」がある。これらの合計点は通常，「夜間行動」と「食行動」を除く10項目で評価する。10項目で評価した場合，前者の得点範囲は0～120点であり，後者の得点範囲は0～50点である。

Barthel IndexはADLを評価する行動観察尺度である（Mahoney & Barthel, 1965）。食事や歩行などのADLに関する10項目を0点，5点，10点の3段階で評価する。ADLは主に理学療法士や作業療法士が評価することが多いと思われるが，多職種連携に必要な知識である。

3.2　家族介護者への心理学的介入

他の疾患よりも認知症の家族介護者は介護負担が大きいとされる。「介護うつ」や痛ましい虐待もしばしば耳にする。また，高齢者世帯の増加など世帯構造の変化や，近年の生活様式の変化もあり，家族介護者を取り巻く状況は多様化している。例えば，本人の自宅の遠方に住む子どもが介護に通う「遠距離介護」，介護と仕事の両立ができず退職や雇用形態を変更せざるを得ない「介護離職」，高齢配偶者が介護を担う「老老介護」，介護をしていた配偶者が認知症を発症してしまう「認認介護」が増えつつあり，一口に「家族介護者」と言っても，個々の家族介護者が置かれる状況はさまざまである。

家族介護者の QOL は認知症本人の QOL を維持する上でも重要である。なぜなら，認知症介護は認知症本人と家族介護者との相互作用だからであり，認知症の本人は家族に依存せざるを得ないからである。

(1) どのような心理学的介入が実践されているか

心理職が認知症の家族介護者へ実践する介入には，家族教室と神経心理学的検査後にフィードバックの一環として行われる心理教育がある。

家族介護者への心理教育も認知症への本人と同様に「心理面接」などの構造化された枠組みでの個別の介入はあまり実践されていないのが実情だと思われる。本人の認知機能検査を実施した後に，家族介護者と対話するなかで情報提供をしたり，家族介護者の抱える介護上の問題解決を検討したりしているのではなかろうか。

家族教室は情報提供や家族間のピアサポートを中心とする介入である。家族教室の一般的な構造は，複数の家庭を対象に，専門職による認知症に関する情報提供と，参加した家族介護者同士の交流の２部構成を１セッションとして定期的に複数回実施するものである。家族教室に，心理職は専門職として情報提供をしたり，家族介護者同士の交流のファシリテーターとして参加したりするのが一般的だと思われる。

その他の心理学的介入としては G. Livingston による心理教育プログラム START（STrAtegies for RelaTives; Start）の日本語版 START がある（樫村他，2018）。START は構造化されたプログラムの全８回のセッションから構成される。プログラムは認知行動療法に基づき，家族が自分のストレス・マネジメントができるようになることを目的とする。プログラムの内容は，家族自身のストレス・コーピングと認知症の本人への対処行動の学習である。介入実施者用のマニュアルだけでなく，参加者にもプログラムのマニュアルがあることが特徴的で，介護負担への効果などが期待されている。

(2) 何が標的とされ，どのような問題があると認識されているか

家族教室や神経心理学的検査後にフィードバックの一環として行われる心理教育の大半は標的を明確に設定していないと思われるが，強いて挙げると，介護負担やうつであろうか。

介護負担はさまざまに定義されているが，日本で広く普及しているZarit介護負担尺度日本語版（J-ZBI）では，介護負担は介護によってもたらされる介護者の身体的負担，心理的負担，経済的困難を総括する概念と定義されている（Arai et al., 1997; Zarit et al., 1980）。

介護負担と関連が高いのはBPSDと介護体制である。BPSDの重症化は介護負担を増加させ，入院や施設入所を促進すると言われている。また，介護負担は介護体制の影響を受けるとされている。特に，他の家族成員から理解されず，援助を受けられないと介護負担が高くなると指摘されている（仲秋，2004）。家族介護者が男性の場合は近隣との交流が乏しく，頼れる人がいなくて，孤立してしまい，介護負担が高くなると言われている。

他の疾患よりも認知症の家族介護者はうつのリスクが高いとされている。日本での調査によると家族介護者の50％程度にうつが見られるという（谷向他，2013）。谷向他（2013）の調査では，うつは被介護者の認知症の重症度によって様相が異なることが示唆されている。認知症が軽度の場合は，うつは将来への不安や金銭的余裕のなさとの関連が，認知症が中等度以上の場合は，うつと介護負担との関連が示唆されている。

ここまで「家族介護者」と一括りにしてきたが，本人との続柄による違いが指摘されている。息子・娘の家族介護者は，これまでのライフスタイルを維持するために，自分の心身の不調や介護上の問題に対処しようとする一方で，配偶者の家族介護者は目前の介護を優先して，自分の心身の不調の後回しや，介護サービスの利用への消極的な姿勢があると指摘されている

（Tatangelo et al., 2018）。

(3) 標的に対して心理学的介入がどのように実施されているか

家族介護者への家族教室も神経心理学的検査後にフィードバックとして行われる心理教育も標的や目的が曖昧だと思われる。家族教室も介護負担や抑うつの改善や予防などを標的にプログラム化していないのではなかろうか。そもそも大半の家族教室や心理教育では効果が検証されていないと思われる。

家族介護者は個別性が大きいので，臨床的には目前の家族介護者との対話を通じて，どのようなニーズや意向があるのかを把握する必要がある。家族介護者は年齢や性別，本人との続柄，健康状態，経済状況，介護体制，被介護者である本人の原因疾患や認知症の重症度，家族介護者と本人との発症前からの関係性などによりニーズが異なるはずである。目前の家族介護者は何かに困っているのか。ただ話を聴いてほしいのか。それとも何らかの要望があるのか。あるいは，現時点では特に困っていることはないのか。家族介護者の話に沿って傾聴するだけでなく，目前の家族介護者と協働してこれらを把握しなければならない。

なお，家族介護者の情報提供に対するニーズは，介護の仕方や家族介護者が苦慮する行動の対処法についてである。受診した家族介護者を対象にした調査では「認知症の症状と必要な検査」「認知症の今後の見通しと起こりうること」などの８項目のなかで不満の割合が最も高かったのは「介護方法や対応」（50.9%），次いで「認知症の精神症状と行動の変化」（48.4%）であった（繁田他，2014）。本人の物盗られ妄想や幻覚，夜間に家族介護者を起こしたり電話をかけたりするといったBPSDにどのように対処するか，あるいは重複買いや服薬管理，金銭管理などの生活障害をどのようにサポートできるのかという情報を家族介護者は必要としているのだと考えられる。

(4) どのようなことに注意すべきか

ここでは家族介護者への心理教育において注意すべきことについて述べる。最も注意すべきことは，心情への配慮やねぎらいをもって接することである。関係を築く上でも，まずは家族介護者をねぎらうことである。家族介護者は一般的に，介護をしても本人からは感謝をあまりされないと言われる。妻が家族介護者の場合は，夫である本人の感謝がないため，「(夫は) してもらって当然」だと受け取っていることも少なくない。挨拶をしてから，まずは家族介護者の話に沿って傾聴してねぎらいを示す姿勢が必要である。

また，家族介護者のなかでも，特に配偶者は本人と同様に自分の心情を話せていないことがある。ニーズや意向を把握しようにも，まとまりがなかったり，感情的になって落涙したりすることもある。神経心理学的検査のフィードバックの一環として心理教育を実施する際は本人がいると落ち着いて話せないことがあるので，家族介護者が希望すれば次回受診時などに改めて話す機会を設定する必要もあるだろう。

情報提供の仕方について注意すべきことは2つある。1つは，家族介護者の見解を否定しないことである。例えば，家族介護者は症状を「わざとそうしているのでは？」などと本人の意思や人格に意味づけることがある。自罰・他害の有無や緊急性などから判断して，特に否定する必要がないことは否定しないほうが家族介護者との関係を築く上では有効である。特に医療者は医学的な知識を「正解」だと思って，家族介護者の見解を否定し，家族介護者が態度を硬化すると「理解の悪い家族」といったレッテル貼りをすることもあるので注意が必要である。

もう1つは，家族介護者が理解できるように伝えることである。例えば，本人のサポートの仕方で「1つずつ短文で伝えると本人は理解しやすいです」と説明しても分かりにくいので，具体例を伝える。あるいは，家族介護者の目前で本人に実演するような工夫が必要である。

情報提供の内容で注意すべきことは，家族介護者が問題視する行動の対処法については根拠が必要になることである。他の職種へのコンサルテーションでも既述したが，ここでも，勘や何となくの経験ではない，心理職の専門性が求められる。家族が本人のどのような行動に苦慮し問題視しているのか。この問題を適切にアセスメントし，有効な助言をするには応用行動分析や神経心理学的アセスメントが必要になる。

一方で，介護負担の軽減につながる介護の仕方に関しては，他の介護者から聴取した工夫が参考になる。例えば，機器や介護用品の利用に関する情報がある。鍵など大切な物を紛失しがちな場合はGPSや音で建物内の大まかな場所を知らせる機器が数千円で市販されている。また，筆者の経験では火の不始末があるとIHコンロに買い替えようとする男性介護者はいまだに少なくない。使いなじみのあるガスコンロからIHコンロに替えると，使い方を覚えられなかったり，火がつかないことに戸惑ったりして料理をしなくなる可能性が高い。そこで，自動消火機能付きのガスコンロにすることをお勧めしている。

最後に家族介護者の介護負担だけに注目しないことである。家族介護者のニーズに応じることが本人の活動や家庭内役割の喪失につながらないかを吟味する必要がある。例えば，家族介護者は重複買いがあるので買い物を本人に行かせたくない，といった場合である。このような場合に「どうすれば買い物をやめさせることができるだろうか？」と心理職が一緒に悩み始めたら，本人が買い物をできなくなってしまうかもしれない。本人が現在している活動や家庭内役割は本人のQOLや残存機能を維持する上で貴重である。目前の介護者のニーズにすぐに飛びつくことが，本人にとっての喪失を招かないかを心理職は慎重に吟味する必要がある。

(5) どのような尺度が使用されているか

家族介護者への心理学的介入で使用されることの多い尺度は以下である。

介護負担のアセスメントにはZarit介護負担尺度日本語版（J-ZBI），Zarit介護負担尺度日本語版の短縮版（J-ZBI_8）が使用される（Arai et al., 1997; 荒井他，2003）。この尺度では介護によってもたらされる介護者の身体的負担，心理的負担，経済的困難などを総括して介護負担としている。J-ZBIは22項目を4段階で評価する。得点範囲は0〜88点であり，得点が高いほど介護負担が高いことを示す。J-ZBI_8は8項目を4段階で評価する。得点範囲は0〜32点であり，得点が高いほど介護負担が高いことを示す。なお，J-ZBI_8は，Personal StrainとRole Strainという2つの因子があり，前者は介護への否定的な感情の程度を，後者は介護によって自分の社会生活に支障を来している程度を示す。

うつを評価する尺度はさまざまな尺度が使用されている。例えば，CES-Dうつ病自己評価尺度（The Center for Epidemiologic Studies Depression Scale; CES-D）は20項目，4段階で過去1週間の症状の頻度を評価する。

得点範囲は0〜60点であり，得点が高いほど抑うつが重度であることを示す（島，2015）。

3.3　本人と家族への心理学的介入

近年，海外では本人と家族を1つのユニットと見なして双方に同時に介入する実践がされている。このような介入の特徴は3つあると考えられる。第1に，本人の主体的な治療・ケアへの関与である。これまで，本人は治療・ケアに受け身で「介護される人」であった。もしくは専門職を含めた本人の周囲の人がそのようにさせてきた。本人・家族を1つのユニットと見なす心理学的介入では本人の要望を尊重し，それを実現しようとする介入が多いのが特徴である。第2に個別性の重視である。本人と家族のニーズを尊重し，個々の選好や価値観，ライフスタイルなどが異なることを前提にして，これらに柔軟に対応できる介入となっている。第3に，本人と家族の関係性に着目し，関係性の変容を介入の標的としていることである。本人と家族の関係性は認知症介護の基盤になる。介護は本人と家族との相互作用だからである。

このような心理学的介入が実践されている背景の1つとして，可能な限り長期間住み慣れた地域で生活することを国が推奨しながらも，診断後に本人と家族が適切な支援を受けられないでいる実情も影響すると考える。

日本でも，2019年に政府が発表した**認知症施策推進大綱**では在宅介護の可能な限り長期間の継続を推奨している。その一方で，診断後に本人と家族は適切な支援を十分に受けられないでいる。日本では診断後から介護保険のサービスを利用できるまでの期間は「**空白の期間**」と呼ばれ，支援や利用できるサービスの乏しさが問題視されてきた。本人・家族を1つのユニットと見なす心理学的介入の対象が診断後の本人と家族であることからも，以上のような問題意識があるのだと考えられる。

(1)　どのような心理学的介入が実践されているか

本人・家族への心理学的介入として，認知症介護研究・研修仙台センターによる取り組みを紹介する。このような本人と家族を1つのユニットと見な

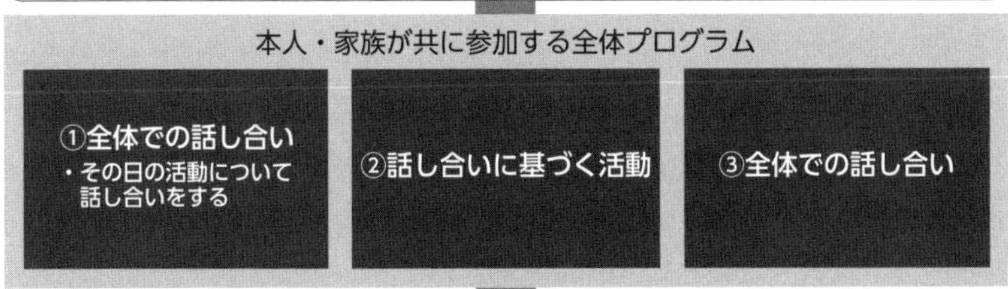

図 3.1
「認知症の本人と家族の一体的支援プログラム」の介入内容

す心理学的介入はいまだ臨床現場で実践されていないため，ここでは紹介のみにとどめる。

認知症介護研究・研修仙台センター（2022）により地域で試験的に実践されている「認知症の本人と家族の一体的支援プログラム」は，オランダの Rose-Marie Dröes より考案されたミーティングセンター・サポートプログラムを参考にしながら，日本の文化や地域性，既存の社会資源を踏まえて作成された日本型のプログラムである。2020 年からモデル事業が開始され，2021 年は全国 10 地域に拡大された。

このプログラムの目的は本人・家族が住み慣れた地域で在宅介護を継続できるように本人・家族間の関係調整と，本人と家族の他の本人・家族，地域住民との関係づくりが目指される。プログラムは，①本人支援（本人の要望や主体性を重視し，話し合いでその日に行うアクティビティなどの活動を決定する），②家族支援（相談や情報提供などの心理社会的支援をする），③一体的支援（本人・家族がともにその日の活動をしながら，他の本人・家族と交流する）の 3 つの柱からなる。この 3 つの柱に基づく全体プログラムと個々のニーズに対応するための個別プログラムが実施される（図 3.1）。

このプログラムを運営する主体として，地域包括支援センター，認知症疾患医療センター，認知症の人と家族の会，**認知症カフェ**など，これまで地域で認知症の本人・家族の支援を実践してきた組織や個人による運営が期待されている。運営する専門職として，医師や看護師，精神保健福祉士のほかに，公認心理師も期待されている。

3.4　認知症への心理学的介入の今後の課題

本章では，認知症への心理学的介入を対象者ごとに分類して概説した。Kitwoodの『パーソンセンタードケア』が日本で出版された2005年ごろは「認知症になったら本人は何も分からなくなる」「周りの家族は苦しいけど，本人は苦しまない」と思われていたような時代である。それを思えば，ここまでの心理学的介入の発展は目覚ましいのかもしれない。一方で認知症介護の問題は山積されたままのようにも思える。

今後の課題について2つに絞って述べる。1つは認知症診断後の本人と家族の視点に立った心理学的介入の実践である。もう1つは介入効果の検証である。

3.4.1　認知症診断後の本人と家族の視点に立った心理学的介入の実践

前節で本人と家族双方への心理学的介入について概説した。この介入の特徴の1つは，本人と家族を1つのユニットと見なし，双方の視点に立って，双方のニーズを尊重していることである。それに対して本章で概説した心理学的介入の大半は専門職視点である。つまり，介入の標的は本人や家族のニーズではなく，専門職が問題と見なした標的が設定されている。今後は専門職視点だけの心理学的介入だけでなく，本人や家族のニーズに沿った心理学的介入が実践されること，特に認知症診断後から実践されることが課題の1つである。

それでは認知症診断後の本人と家族双方のニーズとはどのようなものであろうか。本人は発症後からアイデンティティの危機に陥る（Clare, 2003; Clare et al., 2011）。本人はニーズを言葉で表明しないものの，記憶障害のほか，これまで容易にできたことが困難になりつつあることをある程度認識し（藤田他，2020; van der Roest et al., 2007; von Kutzleben et al., 2012），これまで通りの生活を送ることを望んでいる（藤田他，2020; Mamun et al.,

2022)。つまり，本人のニーズは「これまで通りの一人の配偶者，あるいは父・母，一人の人としていたいし，周囲にもそう接してほしい」といった「これまで通りの自分」でいられることや「これまで通りの生活」の継続である。筆者はMCIや初期認知症の本人と対話を重ねて以下のようなニーズを抱えていると考えている。本人は認知機能の低下を漠然と認識していたとしても，なぜ周囲の家族がそれほど困っているのか，なぜ自分が認知症扱いされなければならないのかを理解できない，あるいは認めたくない。本人は，そのような周囲の接し方と自分の認識とのギャップによる違和感や，発症前には容易にできたことがうまくできなくなった不全感を慢性的に抱えている。そのような危機的な状況を，適切に理解してうまく言葉にすることができず，周囲から自分の心情を理解してもらえない。その結果，一人で抱え込まざるを得ないことに本人は苦悩しているのではなかろうか。

一方で，家族も本人をこれまで通りの本人として感じられなくなり，本人との関係が変容しつつあることに苦悩する（Quinn et al., 2015; Riley et al., 2018)。つまり，本人がこれまで難なくできたことができなくなることを目の当たりにし，本人の生活上の意思や意向を尊重したいものの否定したり対立したりせざるを得ないことを負担に感じ，本人が「これまで通りの一人の配偶者，あるいは父・母，一人の人」として感じられなくなりつつあることに不安を抱えているのではなかろうか。

それに加えて，家族の不安は自分自身のライフスタイルの継続にも向けられる。家族もまた，さまざまなニーズを表明しているが（McCabe et al., 2016)，これらはライフスタイルを継続するためのニーズとしてまとめられよう。変わりつつある本人を目の当たりにし，本人がこれまでしてきた家庭内役割を引き受けながら，これまでのライフスタイルを継続できるのかについてもまた家族は不安になっているのではなかろうか。

以上のような本人と家族のニーズに沿った介入を実践する場合，「これまで通りの生活」は個々に異なり「これまで通りの自分」を支持するための方法も個々に異なると考えられる。そのため，本人と家族双方への個別的な介入が理想になるであろう。これまで診断前後では，Kitwood（1996）が指摘したように，心理職は個人内の分析，特に認知機能の評価に偏重してきたように思える。本人と家族が認知症と初めて出会う診断後から本人と家族が対立的になると，以降の介護に悪影響を及ぼす。したがって，心理職は診断後の本人・家族双方の関係性にも関与することが今後の課題である。

3.4.2　心理学的介入の効果検証の実施

もう１つの課題は心理学的介入の効果検証を実施することである。本章で概説した心理学的介入のなかには効果の検証をしていないものや，そもそも介入の目的や標的が曖昧なものもあった。認知症への心理学的介入の効果に関する国内外のレビュー研究によると，心理学的介入のエビデンス・レベルは限定的である。この結果は，介入の対象者をランダムに複数のグループに分けて介入効果を検証する無作為化比較試験が介入研究のなかで最もエビデンス・レベルの高い研究デザインだと位置づけられている影響だと考えられる。このような研究上のエビデンス・レベルと区別して，臨床上は目前の本人や家族に効果を検証することが必要である。なぜなら，心理学的介入が目前の本人や家族に寄与できているかを心理職が確認する必要があるからである。また，介入効果を他の職種に説明する上でも必要になるからでもある。

それではどのように介入の標的や目的を設定して，どのように効果を検証するのか。それは本書の第Ⅱ部の各章を参照してほしい。参照し，実際に試しながら自分の現場や目前の本人や家族に合ったやり方を検討してほしい。

【引用文献】

朝田 隆 (2008). 若年性認知症という残された課題. 精神神経学雑誌, *110*(1), 13–21.

Arai, Y., Kudo, K., Hosokawa, T., ... Hisamichi, S. (1997). Reliability and validity of the Japanese version of the Zarit Caregiver Burden interview. *Psychiatry and Clinical Neuroscience, 51*(5), 281–287.

荒井 由美子・田宮 菜奈子・矢野 栄二 (2003). Zarit 介護負担尺度日本語版の短縮版 (J-ZBI_8) の作成：その信頼性と妥当性に関する検討. 日本老年医学会雑誌, *40*(5), 497–503.

粟田 主一 (2016). 地域包括ケアシステムにおける認知症総合アセスメントDASC-21 標準テキスト. メディア・ケアプラス.

Clare, L. (2003). Managing threats to self: Awareness in early stage Alzheimer's disease. *Social Science & Medicine, 57*(6), 1017–1029.

Clare, L., Marková, I. S., Roth, I., & Morris, R. G. (2011). Awareness in Alzheimer's disease and associated dementias: Theoretical framework and clinical implications. *Aging and Mental Health, 15*(8), 936–944.

Cummings, J. L., Mega, M., Gray, K., ... Gornbein, J. (1994). The Neuropsychiatric Inventory: Comprehensive assessment of psychopathology in dementia. *Neurology, 44*(12), 2308–2314.

藤田 雄・大庭 輝・宮 裕昭・…・杉野 正一 (2020). 外来通院中の軽度認知障害と初期認知症の高齢者本人におけるニーズおよび生活への願望の把握. 高齢者のケアと行動科学, *25*, 84–98.

飯干 紀代子 (2011). 今日から実践 認知症の人とのコミュニケーション：感情と行動を理解するためのアプローチ（基礎から学ぶ介護シリーズ）. 中央法規出版.

飯干 紀代子 (2012). コミュニケーション支援におけるエビデンスの可能性：言語聴覚士の立場から自験例を通して. 高次脳機能研究, *32*, 468–476.

樫村 正美・川西 智也・山下 真理・…・野村 俊明 (2018). 認知症介護家族のための心理教育プログラムSTART (STrAtegies for RelaTives) の紹介. 日本医科大学基礎科学紀要, *47*, 15–29.

Kitwood, T. (1996). A dialectical framework for dementia. In R. T. Woods (Ed.), *Handbook of the Clinical Psychology of Ageing* (pp. 267–282). John Wiley & Sons.

Kitwood, T. (1997). *Dementia Reconsidered: The Person Comes First.* Open University Press.

小林 敏子 (1988). 行動観察による痴呆患者の精神状態評価尺度（NMスケール）および日常生活動作能力評価尺度（N-ADL）の作成. 臨床精神医学, *17*, 1653–1668.

黒川 由紀子 (2005). 回想法：高齢者の心理療法. 誠信書房.

町田 綾子 (2012). Dementia Behavior Disturbance Scale (DBD) 短縮版の作成および信頼性, 妥当性の検討：ケア感受性の高い行動障害スケールの作成を目指して. 日本老年医学会雑誌, *49*(4), 463–467.

Mahoney, F. I., & Barthel, D. W. (1965). Functional evaluation: The Barthel Index. *Maryland State Medical Journa*l, *14*(2), 61–65.

Mamun, M. R., Hirakawa, Y., Saif-Ur-Rahman, K. M., ... Yatsuya, H. (2022). Everyday wishes of older people living with dementia in care planning: A qualitative study. *BMC Health Services Research, 22*(1), 184.

Matsui, T., Nakaaki, S., Murata, Y., ... Furukawa, T. A. (2006). Determinants of the quality of life in Alzheimer's disease patients as assessed by the Japanese version of the Quality of Life-Alzheimer's disease scale. *Dementia and Geriatric Cognitive Disorders, 21*(3), 182–191.

松本 直美・池田 学・福原 竜治・…・博野 信次 (2006). 日本語版NPI-DとNPI-Qの妥当性と信頼性の検討. *Brain and Nerve, 58*(9), 785–790.

McCabe, M., You, E., & Tatangelo, G. (2016). Hearing their voice: A systematic review of dementia family caregivers' needs. *Gerontologist, 56*(5), e70–e88.

仲秋 秀太郎 (2004). アルツハイマー型痴呆における介護者のsocial supportと介護負担について. 老年精神医学雑誌, *15*, 95–101.

日本神経学会（監修）,「認知症疾患診療ガイドライン」作成委員会（編） (2017). 認知症疾患診療ガイドライン2017. 医学書院.

Niikawa, H., Kawano, Y., Yamanaka, K., ... Awata, S. (2019). Reliability and validity of the Japanese version of a self-report (DEMQOL) and carer proxy (DEMQOL-PROXY) measure of health-related quality of life in people with dementia. *Geriatrics & Gerontology International, 19*(6), 487–491.

認知症介護研究・研修仙台センター (2022). "出会い" と "話し合い" に基づく認知症の本人と家族の一体的支援プログラム 立ち上げと運営の手引.

https://www.mhlw.go.jp/content/12300000/000964304.pdf（23/4/12 確認）

Quinn, C., Clare, L., & Woods, B. (2009). The impact of the quality of relationship on the experiences and wellbeing of caregivers of people with dementia: A systematic review. *Aging and Mental Health, 13*(2), 143–154.

Riley, G. A., Evans, L., & Oyebode, J. R. (2018). Relationship continuity and emotional well-being in spouses of people with dementia. *Aging and Mental Health, 22*(3), 299–305.

繁信　和恵・博野　信次・田伏　薫・池田　学　(2008). 日本語版 NPI–NH の妥当性と信頼性の検討. *Brain and Nerve, 60*(12), 1463–1469.

繁田　雅弘・半田　幸子・今井　幸充　(2014). ケアラーへの情報提供：医療機関の情報提供に対する家族の満足度調査から. 老年精神医学雑誌, *25*, 984–992.

島　悟　(2015). CES–D 使用の手引き. 千葉テストセンター.

下妻　晃二郎　(2015). QOL 評価研究の歴史と展望. 行動医学研究, *21*(1), 4–7.

Smith, S., Lamping, D., Banerjee, S., ... Knapp, M. (2005). Measurement of health-related quality of life for people with dementia: Development of a new instrument (DEMQOL) and an evaluation of current methodology. *Health Technology Assessment* (Winchester, England), *9*(10), 1–93, iii–iv.

杉下　守弘・朝田　隆・杉下　和行　(2017). 老年期うつ検査–15–日本版 (Geriatric Depression Scale–15–Japanese, GDS–15–J). 新興医学出版社.

谷向　知・坂根　真弓・酒井　ミサヲ　(2013). 介護うつ. 老年社会科学, *34*(4), 511–515.

Tatangelo, G., McCabe, M., Macleod, A., & You, E. (2018). "I just don't focus on my needs." The unmet health needs of partner and offspring caregivers of people with dementia: A qualitative study. *International Journal of Nursing Studies, 77*, 8–14.

Toyoshima, K., Araki, A., Tamura, Y., ... Awata, S. (2018). Development of the Dementia Assessment Sheet for Community-based Integrated Care System 8-items, a short version of the Dementia Assessment Sheet for Community-based Integrated Care System 21-items, for the assessment of cognitive and daily functions. *Geriatrics & Gerontology International, 18*(10), 1458–1462.

van der Roest, H. G., Meiland, F. J. M., Maroccini, R., ... Dröes, R-M. (2007). Subjective needs of people with dementia: A review of the literature. *International Psychogeriatrics, 19*(3), 559–592.

von Kutzleben, M., Schmid, W., Halek, M., ... Bartholomeyczik, S. (2012). Community-dwelling persons with dementia: What do they need? What do they demand? What do they do? A systematic review on the subjective experiences of persons with dementia. *Aging and Mental Health, 16*(3), 378–390.

Zarit, S. H., Reever, K. E., & Bach-Peterson, J. (1980). Relatives of the impaired elderly: Correlates of feelings of burden. *The Gerontologist, 20*(6), 649–655.

第Ⅱ部

事例編

第4章

認知症高齢者への心理療法

花輪 祐司

4.1 その人らしさを支えるための関わり

筆者はこれまで，主に高齢者医療領域での心理学的支援を実践してきたが，この領域に関わり始めた2000年代は，認知症高齢者の心理療法を病院で行っている者は少なかった。認知症は進行する認知機能障害を中核症状としているため，心理療法の目的を理解したり，自分の感情に気づき表現したりすることは難しいと，多くの人に考えられていた。今日では，認知症に対する「**パーソンセンタードケア**」モデル（Kitwood, 1997）により，認知症高齢者の能力や障害の程度にかかわらず，「その人らしさ（パーソンフッド）」を尊重する全人的モデルが重要視されるが，当時はまだ認知症を医学モデルから捉える風潮が強かったと思う。

そのため，筆者の認知症高齢者への心理療法的接近は，常に手探りの状態だった。被害妄想の強いアルツハイマー型認知症の人から「誰も私の話を信じてくれない！」と涙を浮かべながら訴えられ，返す言葉もなくただ怒りの矛先として座しているだけのこともあった。面接中に「あそこの物陰からこちらを見ている女がいる！」と怖がるレビー小体型認知症の人に付き添い，物陰まで一緒に確認に行ったこともあった。終末期の寝たきりの認知症高齢者の居室に赴き，一言も発しないまま，一緒に童謡を聞いて時間を過ごしたこともあった。

果たして心理療法と呼べるかどうかも疑わしい，こうした関わりを振り返ってみると，そこに共通していたのは，認知症高齢者の言葉にならない思いに耳を傾け続けることだったと思う。そして筆者は語り合いのなかで浮き上がってくる「その人らしさ」に何とか寄り添うことで，認知症高齢者を「支える」存在であろうとしていたのだと思う。こうして考えると，筆者の手探りの心理療法は，**支持的心理療法**（supportive psychotherapy）と総称できるものだったのかもしれない。

支持的心理療法は，認知機能訓練や回想法，音楽療法，認知行動療法などと並ぶ，認知症高齢者に対する代表的な非薬物的アプローチである（日本神経学会，2017）。支持的心理療法はあらゆる心理的関わりの「土台」とも考えられ，その定義づけは難しいが，一般的には自尊感情，自我機能，適応能力の維持や再獲得を目的として提供され（Winston et al., 2004），①今起こっている問題に焦点を当てる，②治療者－患者関係を重視する，③共感，気遣い，尊厳，積極的な関心などの姿勢を示す，などが重視される。

また，高齢者への支持的心理療法の注意点として竹中（1999）は，①年長者に対する敬いを持つ，②言いたいことの核心が出るまでは黙って聞く，③苦悩や不安をそのまま受容する，④相手の価値観を知るために生活史を重視する，⑤問題点を整理して苦痛を本人の立場から肯定する，などを挙げている。

認知症高齢者では，以前できていたことをこなすのが難しくなる。それまでしていた活動や生活から遠のくにつれ，次第に「その人らしさ」を感じにくくなり，肯定的な自尊感情が不安定になると言われる（Cars & Zander, 1998）。

筆者もこれまでの経験から，認知症高齢者の自尊感情と「その人らしさ」は強く結びついていることを実感している。例えば，自分の娘に強い怒りを向けていた 80 代の認知症高齢者は，認知機能の低下によって長年続けてきた会社経営からの引退を余儀なくされていた。「経営者としての私らしさ」を傷つけられた彼女は，肯定的な自尊感情を保てなくなり，自分を守るために娘に対して攻撃的になっていたのだ。こうした理解は，その人がいったいどんな価値観で人生を歩んできたのか，尊敬の念を持って聴き続けることで可能になる。認知症高齢者への支持的心理療法は，認知症という疾患によって感じにくくなっている「その人らしさ」に再び光を当て，自尊感情を回復させる関わりと言える。

以上のことを踏まえながら，事例を通じて認知症高齢者の支持的心理療法を見ていきたい。なお今事例は実際に筆者が関わったものを，登場人物が特定されないよう加工したものである。

4.2　事例の概要

Dさんは82歳の女性で，現在は87歳の夫と2人暮らしをしている。同じ市内に長男夫婦と孫が居住している。

80歳ごろから，Dさんは夫に物忘れを指摘されることが増えた。買い物に出かけると同じものを何度も買ってきたり，薬の飲み忘れが増えたりするようになった。最初は「また失敗しちゃった」と軽く受け流していたが，夫からの指摘が増えると，次第にイライラした様子で「自分だって物忘れぐらいするでしょう！」と語気を強めることもあった。このころから予定を忘れないように，メモを取ることが増えた。

81歳のとき久しぶりに夫婦で出かけた旅行先の旅館で，Dさんは「カバンに入れておいた財布がない」ことに気づき，「盗られたかも」と騒ぎになった。旅館スタッフにも協力してもらい探したが見つからなかった。結局財布は自宅で見つかり，本人の勘違いだったことが判明した。このときからDさんは外出するのを次第に億劫（おっくう）がるようになり，楽しんでいた夫や友だちとのカラオケにも行かなくなってしまった。

心配した夫がかかりつけ医に相談すると，認知症の検査を勧められた。本人もしぶしぶ同意し検査を受けた。その結果，初期のアルツハイマー型認知症と診断され，抗認知症薬が処方されることになった。医師から診断名を伝えられたとき，Dさんは「病気が早めに分かってほっとしました」と気丈に振る舞っていたが，帰宅してから夫に「認知症になったら，もう旅行も行けない。何もできない」と漏らし，塞ぎ込んだ様子だったという。

しばらくしてDさんは，右足の痛みを強く訴えるようになった。時に強い吐き気を訴え，食事がとりにくい状態となった。痛みが続くため，トイレなどの生活場面で夫の手助けが必要になった。夫は献身的に介助していたが，リハビリのつもりで「もう少し自分の力でやってみては」と促すと，「こんなに痛いのに！」と夫に対してイライラした態度を見せるようになった。時には「自分ばっかり出かけて。私のことはほったらかしね」と夫を責めた。同じことを繰り返して話すことも多く，「さっきも言っただろう」と夫が言うと，「そんなこと言っていない！」と興奮した。こうした態度が２か月以上続いたため，夫は精神的に疲弊していった。心配した長男がかかりつけ医に相談したところ，認知症に伴う精神症状（不安，うつ，イライラ，易怒性）の治療と，夫の介護疲れをとるために，一度入院してはどうか，と勧められた。Ｄさんは「絶対に嫌」と抵抗を示したが，主治医や長男の説得と，最終的には夫の「俺のためにも入院してほしい」という一言で，当院の認知症疾患治療病棟へ入院となった。

4.3　事例の経過

入院当初は「家族にだまされた」と被害感がかなり強く，病院スタッフに対しても易怒的であった。右足の痛みを強く訴え，移乗動作などに介助を要したが，医師の診察やレントゲンの検査では関連する問題は発見されなかった。精神的に不安定であり，「何もできない」と不安がり，ナースコールを頻回に押した。治療方針として，Ｄさんには安心させる声かけで接する，抗精神病薬による内服治療で不安の軽減を図る，夫や長男には主治医から改めて認知症の心理教育を行うこととなった。本人には主治医から「落ち着いて過ごせること，食事がしっかりとれることを目標に治療しましょう」と伝えられた。予定された入院期間は３か月だった。

１週間ほどするとＤさんのスタッフへの易怒性は軽減し，介助の際に「ありがとう」など感謝の言葉も聞かれるようになった。ナースコールの回数も減ってきて，スタッフとも落ち着いて話ができるようになった。ただ会話のなかで同じ話を繰り返すことがあり，本人も「最近物忘れがひどい」と言って，伝えられた内容をメモに書いたりした。また病棟ではスタッフ以外とは話さず，日中のほとんどの時間を自室で過ごしていた。

入院して３週間が経過するころ，夫の面会があった。夫からは少し元気になって安心したことや，お互いに元気になったらまた一緒に暮らそう，といったことが伝えられたようだ。Ｄさんの友人からの励ましの手紙も渡された。ところがその翌日からＤさんの表情は暗くなり，スタッフとの会話にもあまり応じなくなった。鏡に映る自分の姿を見て「私は手も足もこんなに痩せてしまって……」と悲観的なことを言ったりした。

次第に物忘れ症状が強くなり，「持ってきたカバンがないの。どっかいっちゃった」と探し，スタッフが一緒に探して見つからないと「私が嘘をついてるみたいじゃない！　そんなわけないでしょ！」と興奮することもあった。

またこのころから，再びナースコールが多くなった。右足の痛みがあり「痛くて死にそう，トイレを手伝って」と世話を求める訴えが多くなった。スタッフが忙しく，Ｄさんの訴えにすぐに対応できないと，「痛みがあるから手伝ってほしいのに，何もしてくれない」と不満を言うようになった。

主治医との診察でもイライラした様子があり，痛み止めの薬を増やしてほしいと迫った。困った主治医が「お薬を使うよりも，イライラした気持ちや不安な思いを聴いてもらうと，安心することもある」と提案。本人も一度話を聞いてもらいたい，と希望したため心理面接の導入となった。

主治医からの情報提供として「Ｄさんの右足の痛みは，実際の痛みである可能性もあり一概に心因性とは言えない。しかし痛みが急に増強していることを考えると，心理的な要因，例えば入院環境にうまく適応できないことが影響しているかもしれない。痛み止めや向精神薬も使うことは可能だが，お話をしっかり聞いてあげて，本人が安心できれば，痛みが和らぐ可能性が高い」とのことだった。

また病棟師長からは「何気ないときには穏やかに話せる人だが，痛みのスイッチが入るとナースコールが多くなって対応に困っている。痛みがあって，トイレに行くのに手伝ってほしいと言うのだけど，自分でできることも多い。他の仕事で手が回らないときにナースコールがあることも多いが，何もしてくれない，と言われるとスタッフもいい気持ちはしないし，余計に対応が遅くなってしまう」とのことだった。

4.4　課題の分析

Ｄさんは，３人姉妹の末子として生まれた。中学校を卒業した後は，地元の小学校の給食調理員として働いていた。20代前半で食品メーカー社員の夫と結婚，長男と長女を出産した。30代のときに夫が脱サラで飲食店（定食屋）を始め，Ｄさんも昼夜お店に出て働いていた。60代のころに旅行先で転んで右足を骨折したが，３か月程度の入院とリハビリテーションで回復し，その後もお店で元気に働いていた。高血圧があり，近所の内科で内服治療を受けていた。

68歳のときに夫が脳梗塞で倒れ入院。幸い日常生活には支障は出なかったが，定食屋は閉業になった。その後は夫婦で旅行とカラオケによく出かけた。Ｄさんは地域の婦人会役員やボランティア活動などもしていた。夫はＤさんのことを「芯が強く，お店の経営がうまくいかなくなったときも，いつでも『何とかなる』と励ましてもらった。しんどいときもあったと思うが，人前では絶対に涙は見せなかった」と話している。

Ｄさんは現在，車椅子を自走しての移動が可能で，食事や排泄などは基本的にすべて自分で行うことができる。ただ右足の痛みを訴えることが多く，手伝ってほしいとナースコールが頻回になっている。

入院時の神経心理学的検査（MMSE-J）は18/30点であり，近時記憶の低下のため，物忘れ症状が出やすかった。また注意力の低下があり，情報がたくさんあると失敗しやすい傾向が確認された。一方で見当識は保たれており，身の回りの状況をある程度は客観的に認識することができていた。また会話などの言語能力は良好だったが，文章を書くことは苦手になっていた。

気分の落ち込みを評価する老年期うつ検査-15-日本版（GDS-15-J）は7/15点であり，「自分には価値がない」「自分は無力だ」など自尊感情の低下が認められた。

バウムテストは小さい木に枝葉があり，幹は黒く塗りつぶされていた。感情面は働いているが，活動エネルギーは低下傾向にある。また強い不安感に自分が飲み込まれてしまうのでは，と恐れているようだった。

見立てとして，Ｄさんは夫と共に老後を楽しんでいたが，２年前から物忘れが多くなり，失敗を指摘されることが増えた。また楽しみであった旅先で周囲を巻き込んだ大きな失敗をしてしまった。こうした体験は元来芯の強いＤさんにとって「恥ずかしいこと」と感じられたかもしれない。夫に対して怒りで反応し，人との交流を避けるようになったのは，恥ずかしい体験から自分を守るための行動にも思える。

かかりつけ医から診断を告げられたときもDさんは「何もできなくなった」と夫に漏らしている。認知症に伴う「恥ずかしさ」や「何もできなくなった無力感」はDさんにとって受け入れられないものだったのだろう。こうした心の痛みがDさんの体の痛みとして表現されている可能性がある。そして「できなくなった自分を見捨てないでほしい」という思いが，夫の世話を求める行動になっているのかもしれない。

4.5　心理学的支援のプラン

Dさんは感情面が保たれている一方で，認知面では記憶や注意力にハンディキャップが生じている。伝えた情報を忘れやすいことや，一度にたくさんのことを尋ねられると混乱する可能性がある。Dさんのペースでゆったりと会話をすることや大事なことは繰り返し伝えるなどの基本的配慮が求められる。

心理面接の方法として，Dさん自身が語らない心の内側を解釈したり，自動的な考えを検証したりするような関わりは混乱を引き起こす可能性が高い。Dさんが「今ここ」で感じている率直な感情，特に「体の痛み」や「病棟スタッフへの不満」などについて，一つ一つ丁寧に聴き，それを受け止め，寄り添っていく，支持的心理療法が望ましいだろう。安心してくつろいだ雰囲気で話せる場所としては，心理面接室よりも病室（個室）のほうが適切だろう。

導入時には主治医からの紹介通りに「イライラした気持ちや不安な気持ちを話し合える場」として説明し，当面の目標は「Dさんが安心して過ごせること」を提案。面接時間は30分を限度として行うが，Dさんがもっと話したい，と感じるようであれば，痛みや体力的な面を考慮しながら50分まで延長も可能とする。面接期間は予定された入院期間（3か月）に配慮し，週1回の面接を3〜4回続けてみて，その後のことはまたDさんや主治医と相談する，という形にした。

主治医にはDさんの様子を定期的に伝え，精神面の治療に生かしてもらうようにする。病棟スタッフには，Dさんの行動の背景にある心理的な特性や，関わり方の工夫などについて情報提供を行うこととし，療養環境が治療的に働くよう配慮する。他の職種への情報提供については，初回面談でDさんに了解を得る。また心理療法の導入について，家族には主治医から伝えてもらうことにする。

4.6　介入の結果および効果の評価

4.6.1　初回面接

筆者（以下，Th とし，Th の発言は〈　〉で示す）が居室を訪問すると，少し薄暗いなかでボーっとしていた。挨拶をすると「よろしくお願いします」とお辞儀し，少し緊張した表情だった。自己紹介し，主治医からの紹介の経緯を簡単に伝える。〈最近お体の調子がよくないと聞いてきましたが？〉と尋ねると，「そうなのよ，もうだめなの．このごろ右足だけでなく，体全体がしびれるような感じがしてねえ。先生がレントゲンを撮ってくれたけど，何もないって言われて。もうだめなの……」と早口に話す。〈おつらいですね。もうだめだ，とDさんはそう思うのですね。〉「……分からないけど，もうだめなのよ。歩けないわ，たぶん」とうつむく。

Th から改めて，主治医から心理面接の依頼があったこと，面接の目的，時間や頻度，他の職種への情報提供などについて伝え，了解を得る。Th の話を忘れないように，幾度となく聞き返したり，一生懸命メモを取ったりするDさんが印象的。「こうしないと，物忘れが多いので心配で……」と言い，忘れてしまうことに強い不安を感じていることが伝わるが，同時に「自分なりに何とかしよう」というDさんの力も感じる。Dさんの同意を得て，居室のキャビネットに Th が来室する日程を貼っておくことにした。

4.6.2　1 回目

面接前に病棟スタッフより情報提供があり，Dさんは相変わらず「痛くて死にそうだわ，お風呂も入れない」と訴える。また今週は手荷物が紛失した，とナースコールがあり，「確かに手元に置いてあった。人の物を盗るなんて……」と怒っていたらしい。

訪室時には穏やかな表情であったが，体の調子を尋ねると，「ここのところ，3 日も便が出ていないの。もう苦しいの」と苦痛を訴えた。〈そうですか。便が出ないのは苦しいですね。〉「そうなの。前にも同じようなことがあったわ。いつもこんな調子なの。もうだめね」とうつむく。

足の痛みについて尋ねたが，「何となくこのあたりが……」と曖昧で具体的には言えない様子。ただ不安感はとても伝わってくる。〈痛みのためにうまく動けなくて。気が滅入ってしまうようなこともあるのでしょうか？〉と伝えると，「……そうね」と力ない返事。

少し沈黙して，「前はもっとよかったの。ボランティアで折り紙を折ったりしてね。友だちから，手先が器用だねえって褒められたの。もともと手先は器用でお店の盛り付けは私がやっていたのよ」と教えてくれた。〈盛り付けなども得意だったんですね……〉と返すが，「そう。でも今はそれができないわね」とつぶやく。器用で元気に働いていた自分と，今の自分とを比べて，悲しい思いをしていた。

〈できないことが多くなって，そういう今の自分をつらく感じているように見えます〉と伝えると，「そうなの……。でも前はボランティアで折り紙を折っていたりしたのよ。手先がとても器用だって，みんなから言われたのよ」と同じ話を繰り返す。Th は〈そうですか……〉とただ耳を傾け続けた。その後もDさんは「痛み」や「つらさ」に関連した同じ話題を繰り返していた。記憶障害の影響ももちろんあるが，痛みを訴えることで周りの人とコミュニケーションを図ろうとしているのは，この状況にDさんが何とか対処しようとしている努力でもあるように思えた。

4.6.3　2回目

訪問すると「何をしていても痛いのよ。ここのスタッフは，私のことなんか全然見てくれない。家にいるころはこんなことはなかったわ」と怒っている。〈Dさんにつらい思いをさせてごめんなさい。家ではどのようにされていたのですか？〉「主人が私の話をきちんと聞いてくれて，手伝ってくれたわ。」〈そうですね。私たちもDさんのお話をしっかり聴くようにしますね。痛みが少しでも楽になればいいですね〉と伝える。

するとDさんは表情を曇らせて，「でもそれは……，痛いのはたぶんよくならないと思うわ。どこに行っても，自宅に戻っても，もうよくはならないわ。死んでしまったら，きっと楽になっていいのだけど……」とつぶやく。

諦めたような，やり場のない感情。〈なんだか諦めてしまうというか……〉と伝えると，「……主人にも昨日（実際には数日前），早く帰ってこいって言われたの。お友だちの手紙も持ってきてくれた。でもそのとき私，ここの病院は何もしてくれないのって言ったら，『先生は検査しても問題なかったって言ってたぞ』って言うの。私ついかっとなって，『じゃあ，このまま我慢して死ねってことね！』って怒鳴っちゃったの。私が痛いのが本当じゃないみたいに思われて……」と話す。

Ｄさんにとっては，痛みがあることよりも，痛みの訴えを取り合ってもらえないほうがつらかったようだ。〈そんなことがあったんですか。ご主人に対して，何だか気まずさを感じているのでしょうか？〉「家にもう帰れないのかなって。そう考えたら，もう何をやってもダメなように思えてね」と肩を落とす。Th はＤさんの「分かってもらえなさ」を感じ，とても切なくなった。このまま話を聴いていてよいか迷ったが，意外にもＤさんはその後，生まれ故郷やお店を出したときのこと，ボランティアの体験などを話してくれた。話すうちに表情は和らいで，少しずつ本来の穏やかさを取り戻しているようだった。

「お店でお客さんに喜ばれたり，ボランティアで世話をすることは私も嫌いじゃなかったな。そこでお友だちもできたしね」と友だちからの手紙を見せてくれる。〈お手紙をもらえるのはうれしいですね。〉「ええ，でもお返事が書けないの。前はよく手紙も書いたけど，今は字を忘れてしまって，思い出すのに時間がかかるから。」〈少しでも，近況だけでも伝えられたら……。〉「ええそうね。でも今はだめね。たぶん書けないわ」と残念そう。

面接が予定より長く〈お疲れになったでしょう？〉と謝ると，「いえ，愚痴ばかり言って。でもこうやって聞いてくれる人でないと，なかなか言えないね」と。「またお願いね」と言うＤさんの表情は少しだけ明るかった。

数日後カンファレンスがあり，Th から，Ｄさんは物忘れに対する不安が強いが，自分なりに対処しようとする力があること，Ｄさんの痛みの背景には，「自分の気持ちを分かってもらいたい」思いがあること，世話を求める行動には，周りの人との交流を通じて困難を乗り越えようとしている意図があること，などを伝えてチームで共有した。

4.6.4　3 回目

病棟スタッフより情報提供があり，ここ数日は痛みでナースコールを押すことが減った。作業療法に参加するようになり，同じテーブルの女性患者と親しくなった。病棟でもデイルームで過ごす時間が長くなっている。数日前の検温中，スタッフに「実は財布がないの」と打ち明けたが，一緒に探しているうちに安心したのか「ありがとう，また探してみるわ」とやり過ごしていたらしい。

訪問すると，体の調子は相変わらずで，足の痛みはあるが，「今日は作業療法で折り紙を折ったのよ」と折り鶴を見せてくれる。その後，地域のボランティアでのお話など，前回までと同じ話題が繰り返されている。

ふいに「この間，師長さんが来てくれてね。それを置いていったの」と貼り紙を指さす。そこには，痛みがあるときの看護師のケアの方法や，痛くなりにくい体の動かし方がイラスト入りで書かれていた。「私が痛いときにどのようにしてもらえるのか分かって，とても安心したわ」とほっとしたような表情を浮かべている。

その後Dさんは，夫とよく温泉に行ってカラオケをしたことや，ボランティアで高齢者の背中を流したことなど，一つ一つの生活史をゆっくり語った。そしてしばらく沈黙して，「でも，今はだめだね。忘れてしまうことも多く……。痛みで何もできない日もあるわ」と寂しげな表情。Th がじっと耳を傾けると，「痛いのは切ないわ。本当に切ない。この痛みは誰にも分からないわ……」と涙ぐむ。〈そうですね。痛いのはDさんにしか分からないから切ないですよね……。〉「そうね。痛いのは私にしか分からないわ……」と自分に言い聞かせるようにつぶやく。

その後，「久しぶりに長男がお見舞いに来てくれて，とてもうれしかったのよ」と笑顔で話す。精神的には落ち着きを取り戻しつつあるようだ。

面接後，主治医と最近の様子を共有する。活動意欲も出てきているし，環境への適応も進んだことを確認。今後は，介護サービス調整や外泊など，自宅に戻るための準備を進めていくため，心理面接の回数を減らす方向で本人に提案していくことになった。

4.6.5　その後

その後の面接では，体の痛みは相変わらずあるが，作業療法のなかで友人からの手紙への返事を書けてうれしかったことや，主治医から外泊の許可が下りたとき，実はすごく不安だったことなど，穏やかな雰囲気のなかで話し合うことができた。

退院前の最後の面接でＤさんは「私は自分のことは何でもできると思われているけど……。でも他の人はいろいろ助けてもらっているでしょ？　何だかそれが少し寂しくてね。」〈もう少し気にかけてもらいたい？〉「……ええ，気にかけてもらいたいっていうかね……」と少し照れた後，「でもやっぱり，寂しいなっていう気持ちはあったと思う。寂しい寂しいって，ずっと思っていたら，体も痛くなるのかなあ……」と振り返った。〈そういうふうにお感じになるんですね。〉「ええ……，やっぱり寂しいんですよね……」と，最後はフーっと静かに息を吐いた。

最後の「寂しい」は，病院でのことだけでないように感じた。元気だったころ，当たり前にあった自分の健康，夫との旅行，ボランティア活動，友だちや地域との大切なつながりが，認知症という状態を境に，ぷっつりと切れてしまったような，自分だけそこから切り離されてしまったような感覚。それが寂しい，とＤさんはしみじみと感じているようにTh には感じられた。

4.7　まとめ

筆者はＤさんとの心理療法に際して，繰り返される痛みやスタッフへの不満の背景に，認知症に伴う受け入れがたい心の痛みがあるのではないか，と見立てていた。しかしＤさんとの面接のなかで，このような感情が直接的に語られることはなかった。これは心理療法的関わりとしては，未処理で不快な感情をＤさんのなかに残してしまったということなのだろうか。

黒川（1998）は，認知症高齢者への心理療法の留意点として，高齢者の心に土足で踏み込まないことを基本とした上で，「話を無理に聴かないことは，無関心とは異なる。何もかも知らなくても“どんな人生を生きてきた方だろう”（中略）というあたたかい関心と，想像力を働かせることは必要である」（p. 19）と述べている。

背景にある心の痛みに関心と想像力を働かせつつ，しかしあえてそれを尋ねずに，ただDさんの足の痛みや，世話をしてもらえない悔しさに耳を傾け続けることで，Dさんは安心感を高め，その自尊感情は回復に向かったのかもしれない。Dさんが最後に話した「寂しい」という言葉には，寂しさを抱えながら認知症とともに生きる，という芯の強いDさん「らしさ」の表れだったようにも思える。

認知症高齢者と向き合ったときに共有される「その人らしさ」は，時に心理社会的困難を超えて，本人の自信を回復したり，関わる人たちの理解を深めてくれたりすることがある。冒頭で紹介した妄想の強いアルツハイマー型認知症の人には「戦争体験を経て大切なものを守りたい思い」が現れていたし，終末期の認知症高齢者には「家族への謝罪と感謝を遺したい思い」が現れていた。これらはいずれも認知症高齢者への支持的関わりにおいて浮かび上がってきた「その人らしさ」だった。「その人らしさ」は多くの出来事を体験してきた高齢者ならではの力（strength）のようであり，認知症という疾病があってもなくても変わらずそこに存在している。

支持（support）とは，懸命に生きようとしているその人の生き様を「支え続ける」ことだと筆者は思っている。これはよく考えてみると難しいことで，ただ単に「よくやってますね」とか「それはつらいですね」という言葉をかけるものとは違う。ただその人の懸命な生き様，時にはつらさやしんどさに耳を傾け続けること，「う～ん」とうなることでしか返せないような，到底想像もできないような体験をしてきた高齢者にとにかく寄り添い続ける，腰の据わった関わりだと思う。筆者も支持が「できている」とはとても言えない。ただ認知症高齢者の心理学的支援において，いつも支持的でありたいという思いはあるし，おそらくそれはこの先も変わらないだろう。

最後に1つのエピソードを紹介したい。強い認知機能障害があり，普段の会話も成り立ちにくいような，高齢女性だった。彼女とは心理療法をすることはなかったが，病棟に顔を見せると「あれ先生，久しぶりだね。」〈いやだな，さっきも会いましたよ。〉「あれ？　そうだっけ？　あははは」と冗談交じりに笑い合う間柄だった。夕方になるといつも不安になる人で，「早く家に帰るんだ」と涙を流したが，そういうときでも筆者と病棟の片隅で，昔つくったチーズの話などをしているうちに落ち着き，「今日は泊まっていくわ」と笑顔に戻っていた。

そのうちに，手探りだった認知症高齢者への心理学的支援が忙しくなり，筆者がこうしたゆったりとした関わりを持つ時間が少なくなった。この時期の筆者は，精神的にかなり疲れていたと思う。ある日，久しぶりに病棟に出向くと，その女性に「あれ先生，久しぶりだね」と以前と変わらない笑顔を向けられた。そのとき，筆者の胸の内にじんわりした温かい感情が広がった。とてもほっとした気持ちになり，疲れがふっと軽くなったように思えた。「私はこの方を支えているつもりだったが，ああ，実はこの方にとても支えられていたんだな……」としみじみ気づいた。

認知症高齢者と接しているとき，支える側と支えらえる側という立場をいとも簡単に越えてしまうことがある。支持的であり続けたいという，筆者の大層な願いを軽やかに吹き飛ばして「あはは」と笑っている，あの女性の笑顔が今も私の胸に焼き付いている。

【引用文献】

Cars, J., & Zander, B. (1998). *Samvaro med dementa: Råd till anhöriga och vårdbiträden om förhållningssätt.* Gothia.（キャッシュ，J.・サンデル，B.　訓覇 法子(訳)（2006）．認知症の人とともに：認知症の自我心理学入門（改訂新版）．クリエイツかもがわ.）

Kitwood, T. M. (1997). *Dementia Reconsidered: The Person Comes First.* Open University Press.（キットウッド，T. M.　高橋 誠一(訳)（2005）．認知症のパーソンセンタードケア：新しいケアの文化へ．筒井書房.）

黒川 由紀子（1998）．高齢者の心理．黒川 由紀子(編)，老いの臨床心理：高齢者のこころのケアのために（p. 19）．日本評論社.

日本神経学会(監修)，「認知症疾患診療ガイドライン」作成委員会(編)（2017）．認知症疾患診療ガイドライン 2017．医学書院.

竹中 星郎（1999）．老人臨床における支持．こころの科学，*83*，54–58.

Winston, A., Rosenthal, R. N., & Pinsker, H. (2004). *Introduction to Supportive Psychotherapy.* American Psychiatric Publishing.（ウィンストン，A.・ローゼンタール，R. N.・ピンスカー，H.　山藤 奈穂子・佐々木 千恵(訳)（2009）．支持的精神療法入門．星和書店.）

第5章

認知症高齢者に対する応用行動分析学的介入

宮 裕昭

5.1 応用行動分析学

5.1.1 行動分析学と応用行動分析学

行動分析学とは，人間や動物を対象とした学習心理学的な実験の成果を根拠に，行動と環境との関係には法則性，すなわち行動原理があると考え，それがさまざまな場面でどのように作用するのかを研究する学問である。心理学者である B. F. Skinner（1904–1990）によって体系化されたが，行動分析学の成果によって行動の制御や予測が可能となったため，教育や介護福祉，医療など多様な分野で応用されている。

応用行動分析学とは，行動原理という人間の環境特性を応用した適応支援を，臨床場面で研究する学問である。人間がその属する社会でよりよく生きていけるよう，行動の改善を支援すると同時に，それに貢献した環境要因を同定することを目的とする。

5.1.2 認知症支援策としての応用行動分析学の特徴

認知症高齢者には徘徊や介護抵抗，暴言暴行といった不適切な行動が見られることがある。これらは**認知症の行動・心理症状**（BPSD）と呼ばれるが，認知症高齢者の健康被害や支援破綻のリスクとなるため，改善が必要となる。

BPSD は個別性が高く，認知症高齢者全般に一様に見られるわけではない。それどころか，非認知症高齢者にも類似の行動が見られることがある。

また，いつ・どこで・誰に・どのような対応を受けたかによって増減するなど，多分に**環境依存的**でもある。応用行動分析学ではこれらの点に着目し，BPSD の要因を認知症に限定せず環境にも求め，その操作を通じて BPSD を客観的に改善することを特徴とする。

5.1.3　BPSD 理解の方法

BPSD は増強することで認知症高齢者の健康被害や支援破綻のリスクを高めるため，その要因を知ることは対策を検討する上で重要となる。応用行動分析学では自発的行動の増強・減弱要因を「直前のどのような状況（Antecedent）で」→「どのような行動（Behavior）をしたら」→「直後にどのような結果（Consequence）となったのか」といった環境と行動との随伴関係（随伴性）から理解しようとする。これは各項目の頭文字から **ABC 分析**とも呼ばれるが，このように随伴性を具体的に記述することで客観的な分析が可能となり，背景学問が異なる支援者間でも理解の一致が得られやすくなる。この方法による BPSD の理解およびそれに基づく対策は国際的に推奨されており（IPA, 2015），国内外でさまざまな BPSD に適用され，成果を上げている（宮，2011，2015）。

5.1.4　基本的な３つの行動原理

BPSD の理解と対策に応用すべき３つの基本的な行動原理を随伴性ダイアグラムを示して概説する（図 5.1）。

(1) 強化——自発的行動が増強されやすくなる原理

何らかの自発的行動の直後に好都合が生じれば，その行動は増強されやすくなる。これを**強化**という。この原理に基づけば，認知症高齢者の BPSD にスタッフが構えば，それが BPSD を増強しやすくする要因となることが想定できる。一方，非 BPSD の適切な行動にこそスタッフが構うようにすれば，それが適切な行動を増強しやすくする要因となることが想定できる。

(2) 消去——強化された自発的行動が徐々に減弱されやすくなる原理

強化されたことで増強した自発的行動に対し，その直後に好都合が生じな

強化：自発的行動が増強しやすくなる原理

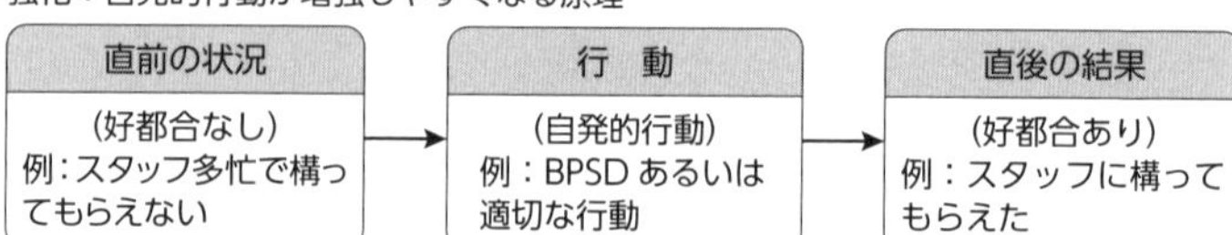

消去：強化された自発的行動が徐々に減弱しやすくなる原理

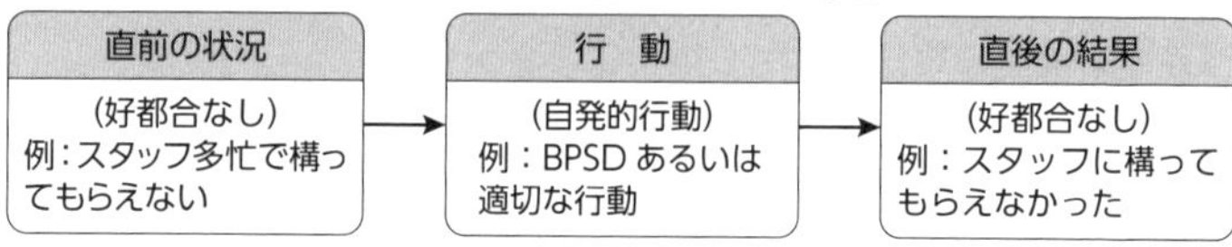

弱化：自発的行動が急激に減弱しやすくなる原理

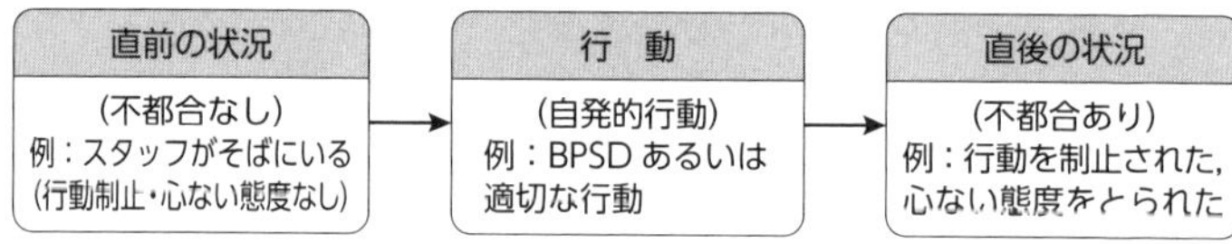

図5.1
3つの基本的な行動原理の随伴性ダイアグラム

くなれば，その行動はもとの水準にまで徐々に減弱されやすくなる。これを**消去**という。この原理に基づけば，認知症高齢者のBPSDにスタッフが構わないようにすれば，それがBPSDを徐々に減弱しやすくする要因となることが想定できる。一方，適切な行動にスタッフが構わないようにすれば，それが適切な行動を徐々に減弱しやすくする要因となることが想定できる。

なお，消去的な対応は攻撃性を高めたり，導入初期にはBPSDを一時的に増強したりする副効果を持つ。それでも対応を継続することでBPSDは減弱していくが，効果を発揮するまでの間は支援者の心身負担を増すため，そのサポートが重要となる。

(3) 弱化——自発的行動が急激に減弱されやすくなる原理

何らかの自発的行動の直後に不都合が生じれば，その行動は急激に減弱されやすくなる。これを**弱化**という。この原理に基づけば，認知症高齢者のBPSDをスタッフが制止すれば，それがBPSDを急激に減弱しやすくする要因となることが想定できる。一方，適切な行動にスタッフが心ない態度をとれば，それが適切な行動を急激に減弱しやすくする要因となることが想定できる。

なお，弱化的な対応は攻撃性を高めたり，BPSD 以外の行動全般も減弱させたりする副効果を持つ。また，弱化の効果は一時的であり，弱化的な対応を受けなくなると BPSD は再燃しやすくなる。つまり，BPSD をより統制困難にするため，臨床場面では用いないのが一般的である。

5.2　事例の概要

BPSD と理解された高齢入院患者Ｅさん，Ｆさん，Ｇさんの３名のリハビリテーション（以下，リハビリ）不従事に対し，公認心理師（以下，心理職）と理学療法士が協働した応用行動分析学的支援について紹介する。

なお，３名に向精神作用のある薬物療法は行われていない。Ｇさんの事例は認知症ではないが，BPSD 様の行動が認知症高齢者に特有のものではないことを示す例として紹介する。

5.2.1　Ｅさんの基本情報

80 代前半の女性で息子家族と同居。意思疎通は難しく，以前に別の医療機関でアルツハイマー型認知症と診断されている。歩行は伝い歩きで日常生活動作全般に部分介助が必要であり，在宅介護と通所介護を受けている。

自宅で廊下を伝い歩きしていた際に転倒したが，その後も痛がる様子を心配した家族に連れられ，筆者が心理職として勤務する医療機関（ａ病院）を受診。右脛骨の骨折が判明したため，入院して手術を受けることとなった。

5.2.2　Ｆさんの基本情報

80 代前半の女性で夫と２人暮らし。記憶障害が顕著で意思疎通も困難。以前にかかりつけ医で認知症と診断されていたが，原因疾患の鑑別診断は受けていない。歩行はできず，日常生活動作全般に全介助が必要である。在宅介護を受けており，特に車椅子などへの移乗時の介助に夫の負担が重かった。

自宅で高熱を出したため，同居の夫に連れられてａ病院を受診。肺炎が判明し，入院治療を受けることとなった。

5.2.3　Gさんの基本情報

70代後半の女性で夫と2人暮らし。昨晩の食事内容を思い出しづらいという自覚はあるが，認知症関連の受診歴はなく，主婦業を含めて日常生活は自立している。

自宅階段から転落したため，夫に連れられてa病院を受診。左恥骨の骨折が判明し，入院して保存的治療を受けることとなった。なお，病室は本人の希望で個室である。

5.3　事例の経過

5.3.1　Eさんの経過

入院中，看護師や介護士に何らかの要望を自発的に伝えることはなく，彼らからの問いかけには趣旨に合わない応答を返した。排泄や着替え，食事などあらゆる生活動作は部分介助だったが，拒否的な態度は見られなかった。

手術後の状態が安定してきたため，理学療法士は下肢筋力の回復を目的とした立ち上がり・立位保持行動を練習するリハビリを計画した。

理学療法士は車椅子でEさんをリハビリ室に誘導した後，壁に設置された手すりにつかまって車椅子から立ち上がるよう，声かけや身体誘導，身振りを交えてEさんを促した。これに対し，Eさんは手すりにつかまり，理学療法士に体幹を支えられて立ち上がるものの立位は保持せず，すぐに車椅子に腰を下ろすことを数回繰り返した。そして，以降は閉眼して促しに応じなくなった。

理学療法士は覚醒不良の影響を想定し，Eさんを陽が入る窓際へ連れていった上で再度，立ち上がりを促したが，それでもEさんの態度は変わらないまま，既定のリハビリ時間が終了した。

5.3.2　Fさんの経過

入院中，看護師や介護士に何らかの要望を自発的に伝えることはなく，彼らからの問いかけには趣旨に合わない応答を繰り返した。排泄や着替え，食事などあらゆる生活動作は全介助だったが，拒否的な態度は見られなかった。

肺炎が改善してきたため，退院に向けてのリハビリが検討された。主介護者である夫からは，車椅子などへの移乗介助時の負担軽減が要望されたが，そのためにはＦさん自身が座位から体幹を対面する介助者側に前屈させる必要があるため，理学療法士はその自発を目的とした体幹前屈行動を練習するリハビリを計画した。

理学療法士はＦさんの病室に出向き，電動ベッドを操作してＦさんを体幹角度がほぼ垂直となる座位状態にした。そして，声かけや身体誘導，身振りを交えて体幹を前屈するように促した。これに対し，Ｆさんは理学療法士に軽く背中を押されて数回は前屈したものの，以降はまったく応じなくなり，座位を維持した。理学療法士はさらに数回，体幹の前屈を促したが，それでもＦさんは同様の態度を維持したため，その日のリハビリを中断した。

5.3.3　Ｇさんの経過

入院中，ベッド上でできる生活動作や，ポータブルトイレへの移動など自身の必要性に応じた病室内移動は自発的に行っていた。

入院 21 日目，治療の経過が安定してきたため，理学療法士は歩行能力の回復を目的とした病棟内歩行練習のリハビリを計画した。

理学療法士はＧさんの病室に出向き，一緒に病棟廊下を歩行するよう，口頭で促したが，Ｇさんは患部の痛みを理由に拒否した。そこで，理学療法士は痛みの詳細を尋ねたりリハビリの必要性を具体的に説明したりしたが，Ｇさんは曖昧な返事を繰り返す一方で，自身の家柄や成功体験，親族の社会的地位などの自慢話を延々と続けた。**ラポール**（信頼関係）形成を重視した理学療法士はそれ以上の促しをやめ，既定のリハビリ時間終了までＧさんの話を傾聴した。

翌日以降も同様のやりとりが続いた。その一方で，Ｇさんは自発的にベッドから病室内の洗面台まで伝い歩きし，そこでハンドタオルを洗って干したり，ポータブルトイレに移乗して排泄したりしていた。この様子から，必ずしも患部の痛みがリハビリ拒否の理由とは考えられなかった。

主治医や担当看護師も歩行練習を促したが，それでもＧさんは拒否を繰り返し，事態は膠着した。

5.4　課題の分析

理学療法士はリハビリ指示やその必要性の理解困難といった認知機能の低下が，３名のリハビリ不従事の理由と解釈した。しかし，現状を打開できる認知機能の改善策はないため，他の有効策を検討する目的で心理職が協働に参画することとなった。

5.4.1　Ｅさんにリハビリ従事行動を増強しなかった環境要因

理学療法士の対応を含めたリハビリ環境とＥさんの行動との随伴関係に着目した。リハビリ開始当初，Ｅさんは理学療法士の促しに応じて数回，立ち上がった。しかし，そのたびごとに特段の好都合は生じていなかったようであった。つまり，「A：壁に正対した状況で」→「B：理学療法士の促しに応じて立ち上がっても」→「C：やはり壁しか見えなかった」ということが繰り返されていた（図5.2）。促されて立ち上がっても，直後に好都合が生じなければ，その行動が増強されやすくならないのは「自発的行動の直後に好都合が生じれば，その行動は増強されやすくなる」といった強化の原理に則した当然の現象である。よって，このようなリハビリ環境がＥさんにリハビリ従事行動を増強しなかった要因と仮定した。

理学療法士はＥさんが立ち上がり行動を見せれば称賛の言葉をかけていた。しかし，意思疎通が困難だったＥさんにはそれがリハビリ従事行動を増強する好都合とはならなかったものと考えられる。

5.4.2　Ｆさんにリハビリ従事行動を増強しなかった環境要因

理学療法士の対応を含めたリハビリ環境とＦさんの行動との随伴関係に着目した。リハビリ開始当初，Ｆさんは理学療法士の促しに応じて数回，体幹を前屈させた。しかし，そのたびごとに特段の好都合は生じていなかったようであった。つまり，「A：ベッド上に座った状況で」→「B：理学療法士の促しに応じて体幹を前屈しても」→「C：視線はやや下がるもやはり壁や布団しか見えなかった」ということが繰り返されていた（図5.2）。促されて体幹を前屈しても，直後に好都合が生じなければ，その行動が増強されやすくならないのは強化の原理に則した当然の現象である。よって，このような

Eさんにリハビリ従事行動を増強しなかった環境要因

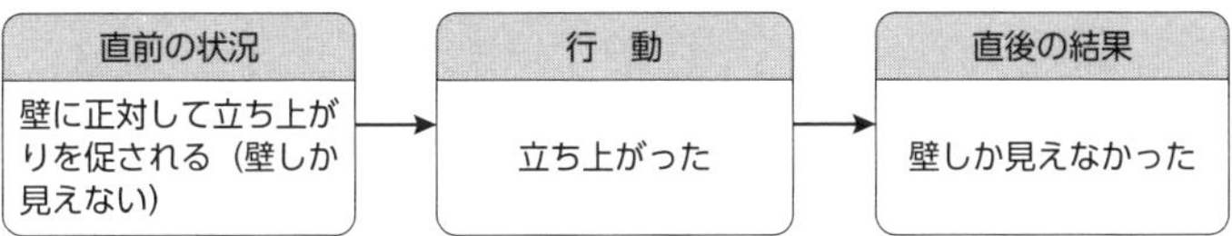

Fさんにリハビリ従事行動を増強しなかった環境要因

直前の状況
ベッド上で前屈を促される（壁や布団しか見えない）
行　動
体幹を前屈した
直後の結果
壁や布団しか見えなかった

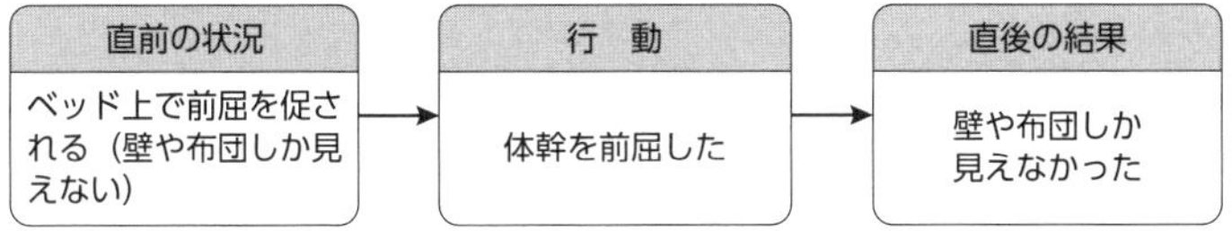

Gさんにリハビリ従事行動を増強しなかった（リハビリ拒否行動を増強した）環境要因

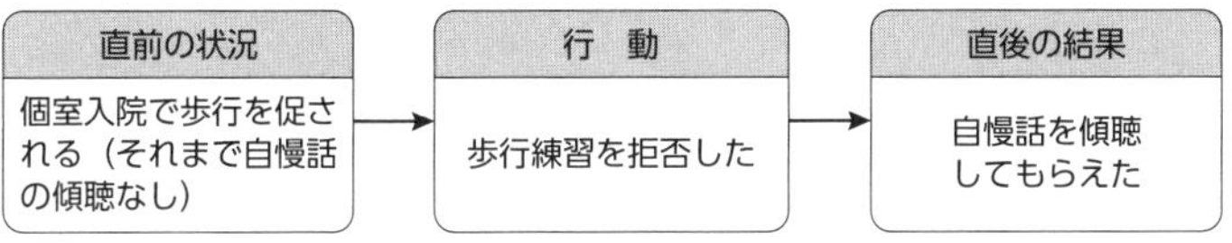

図 5.2
3名にリハビリ従事行動を増強しなかった環境要因の随伴性ダイアグラム

リハビリ環境がFさんにリハビリ従事行動を増強しなかった要因と仮定した。

理学療法士はFさんが体幹を前屈すれば称賛の言葉をかけていた。しかし，意思疎通が困難だったFさんにはそれがリハビリ従事行動を増強する好都合とはならなかったものと考えられる。

5.4.3　Gさんにリハビリ従事行動を増強しなかった環境要因

理学療法士の対応を含めたリハビリ環境とGさんの行動との随伴関係に着目した。21日間，本人の希望で個室入院となっていたが，そこは面会者が来訪したり，治療上の必要時に医療スタッフが来訪したりしない限り対人関係が生じにくい場所である。つまり，「A：対人関係が乏しい個室入院の状況で」→「B：理学療法士に促されても歩行練習を拒否したら」→「C：理学療法士にリハビリ時間終了まで自慢話を傾聴してもらえた」ということが数日繰り返されていた（図5.2）。入院生活では家族とも離れなければならず，対人関係が乏しくなるが，特に個室ではそれが顕著になりやすい。そのような状況に置かれていたGさんにとって，理学療法士による自慢話の傾聴は好都合となりやすくなる。歩行練習を拒否した直後に好都合が生じれば，その行動が増強されやすくなるのは強化の原理に則した当然の現象である。よって，このようなリハビリ環境がGさんにリハビリ拒否行動を増強し，リハビリ従事行動を増強しなかった要因と仮定した。

5.5　心理学的支援のプラン――応用行動分析学的視点から

5.5.1　EさんとFさんに対する介入プラン

EさんとFさんについては，リハビリに応じても好都合が生じなかった環境が，リハビリ従事行動を増強しなかった要因と仮定した。それを検証するためには，両名がリハビリに応じれば個別の好都合が生じる環境を設定し，それが両名のリハビリ従事行動を増強しやすくすることを確認することが必要となる。

このことを踏まえて，どのような刺激がEさんとFさんそれぞれに好都合として作用する可能性があるのかを，入院中の行動観察やリハビリ中の試行錯誤，面会に来た家族への聞き取りを通じて探索することとした。その結果，Eさんについてはリハビリ室の窓際で理学療法士がリハビリを試行錯誤していた際，偶然にも階下の道路にバスが走っているのを見つけた。そしてEさんに「バスが見えますね」と声をかけたところ，Eさんが突然，車椅子の肘置きに両手をついて立ち上がり，階下のバスを見ようとした。後ほど面会に来た家族にこのことを話したところ，家族からは「Eさんは以前，相当な田舎に住んでおり，バスが唯一の交通手段で，それに乗ってよく出かけていくことを楽しんでいた」ことが伝えられた。

これらのことから，Eさんにとって好都合となる刺激はバスの実像であり，立ち上がればバスを見ることができ，さらに立位を保持すればバスを見続けることができるリハビリ環境を設定すれば，Eさんの立ち上がり行動を増強できるのではないかと考えた（図5.3）。そこで，①道路が見えるリハビリ室の窓際で比較的バスが発着する時間帯にリハビリを行う，②階下の道路にバスの存在を確認した上で「バスが見えますね」と声をかけて立ち上がりを促し，実際にバスを見せる，これらをEさんの介入プランとした。

Fさんについてもリハビリ中の試行錯誤によって好都合となる可能性のあ

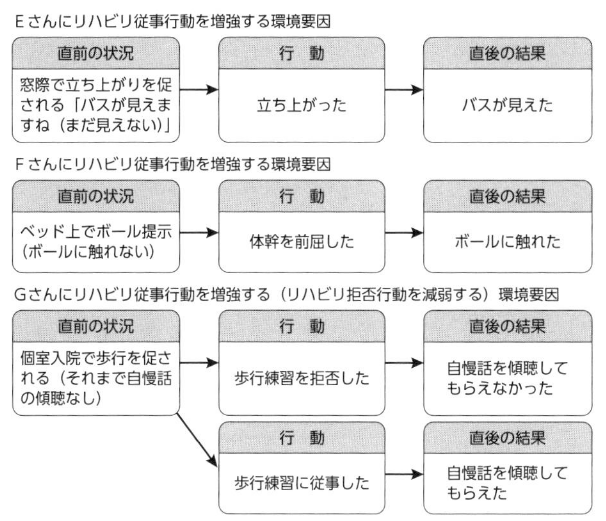

図 5.3
３名にリハビリ従事行動を増強する環境要因の随伴性ダイアグラム

る刺激を探索した。ベッド上に座ったＦさんに本人持参の眼鏡やリハビリ室から持参した投げ輪など複数の物品を提示したが，Ｆさんは興味を示さず，手を伸ばそうともしなかった。このため，面会に来た夫にＦさんの生活歴を通して本人の興味を尋ねたところ，「若い頃は夫婦ともにバレーボールの選手で，引退後も家族でそれを楽しんでいた。入院前にも自宅でボールを用いたレクリエーションを夫婦で行っていた」ことが伝えられた。これを参考に，次回のリハビリではＦさんにバレーボール大のビニールボール（以下，ボール）を提示したところ，Ｆさんは自発的に手を伸ばし，それを取りに来ようとする行動が見られた。

これらのことから，Ｆさんにとって好都合となる刺激はボールの実体であり，手を伸ばして前屈すればボールに触れることができるリハビリ環境を設定すれば，Ｆさんの体幹前屈行動を増強できるのではないかと考えた（図5.3）。そこで，①リハビリ時にはベッド上に座っているＦさんにボールを提示する，②Ｆさんがそれに触ろうと手を伸ばしてきたら，ボールをやや前方にずらして体幹前屈を促し，ボールに触れさせる，③前屈角度は最大 60 度までとし，その範囲で無理なく，かつ最大の前屈角度となるよう，ボールをずらす位置を調整する，これらをＦさんの介入プランとした。

5.5.2　Ｇさんに対する介入プラン

Ｇさんについては，リハビリを拒否した直後に好都合が生じた環境が，リハビリ拒否行動を増強し，リハビリ従事行動を増強しなかった要因と仮定した。それを検証するためには，Ｇさんがリハビリに応じれば好都合が生じる一方，拒否しても好都合が生じない環境を設定し，それがリハビリ従事行動を増強しやすくすることを確認することが必要となる。

Ｇさんの場合，想定された具体的な好都合は理学療法士による自慢話の傾聴だった。よって，歩行練習に応じれば理学療法士に自慢話を傾聴してもらえるリハビリ環境を設定すれば，Ｇさんの歩行練習行動を増強できるのではないかと考えた（図 5.3）。そこで，①Ｇさんが拒否しても歩行練習を繰り返し促す，②それでもＧさんが拒否した場合にはリハビリそのものを中止し，傾聴も行わない，③促しに応じて歩行練習を行えば，理学療法士はその間，一緒に歩きながら自慢話に相づちを打って傾聴する，④Ｇさんが歩行練習の終了を求めた際にはそれに応じる一方，傾聴も終了する，これらをＧさんの介入プランとした。

5.6　介入の結果および効果の評価

３名への介入結果を図 5.4 に示した。リハビリは平日にのみ行われているが，ＥさんとＦさんについては疲労の影響を考慮し，１日１回のリハビリ時間内で５試行程度のリハビリ従事を促した。

３名ともに複数回，介入と非介入を反転したが，これは時間経過が結果に及ぼす影響を排除する手続きである。なお，非介入とはリハビリに従事しても個別の好都合が生じない，つまりＥさんの場合はバスがいないので見えない，Ｆさんの場合はボールに触れない，Ｇさんの場合はリハビリ休業の週末に，歩行練習を促す看護師が安全確保のために後方から付いて歩くだけで，自慢話の傾聴は控えられる，といった条件である。

5.6.1　Ｅさんへの介入効果

立ち上がり行動に伴う立位保持時間を評価の指標とした。検討した５日間における平均は，初日の第１介入期が13.2秒だったが，２日目の第１非介入期が1.6秒，３日目の第２介入期が11.4秒，４日目の第２非介入期が3.2秒，５日目の第３介入期が18秒だった。６日目以降はＥさんに発熱を伴う体

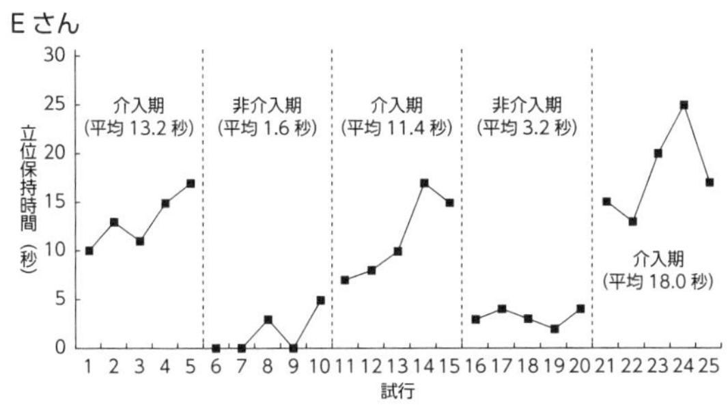

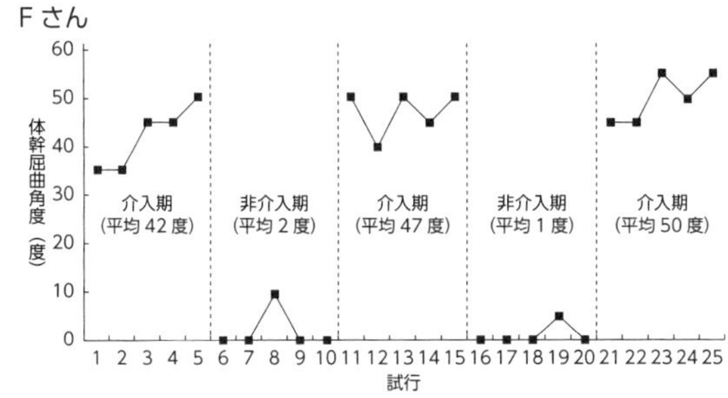

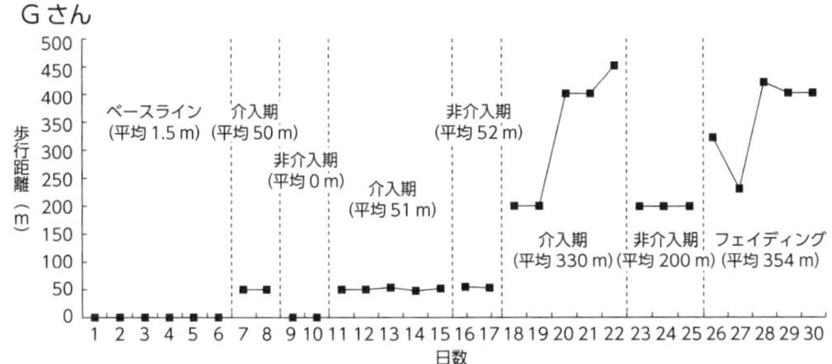

図 5.4
３名におけるリハビリ従事状況の推移

調不良が見られたため，今回のリハビリは中止となったが，いずれも介入期が非介入期を上回っていた。よって，今回の介入は有効であり，促しに応じて立ち上がれば直後にバスが見えたリハビリ環境の設定が，Ｅさんにリハビリ従事行動を増強した要因だったと言える。

5.6.2　Ｆさんへの介入効果

体幹前屈行動に伴う体幹屈曲角度を評価の指標とした。検討した5日間における平均は，初日の第1介入期が42度だったが，2日目の第1非介入期が2度，3日目の第2介入期が47度，4日目の第2非介入期が1度，5日目の第3介入期が50度だった。いずれも介入期が非介入期を上回っていたことから，今回の介入は有効であり，促しに応じて体幹を前屈すれば直後にボールに触れたリハビリ環境の設定が，Ｆさんにリハビリ従事行動を増強した要因だったと言える。

6日目以降は夫にもリハビリに同席してもらい，ボールを用いた体幹前屈の促しとそれを活用した移乗介助法を練習してもらった上で退院となった。

5.6.3　Ｇさんへの介入効果

歩行練習で歩いた距離を評価の指標とした。介入前の膠着した6日間をベースラインとしたが，その平均は1.5 mだった。以降の平均は曜日の都合で2日間となった第1介入期が50 m，第1非介入期が0 m，第2介入期が51 m，第2非介入期が52 mだった。これは歩行練習が強化されてきたことで，都度の傾聴がなくても介入期と同等の歩行が自発されるようになったものと考えられる。

以降は患者調整の事情で担当がより適応行動に応答的な理学療法士に交代となった。そして，第3介入期の平均歩行距離が330 m，祝日を含んだ第3非介入期が200 mだった。歩行練習の拒否が皆無となったため，以降は促しを控えるフェイディング期としたが，それでもリハビリ時間帯には理学療法士や看護師の促しに応じて平均354 mを歩き，退院日を迎えた。

比較的長期間の介入で多数の医療スタッフが関わったため，やや厳密さに欠ける介入となった可能性があるが，それでもおおむね介入期が非介入期を上回っていた。よって，今回の介入は有効であり，歩行練習を拒否しても自慢話が傾聴されず，促しに応じて歩行練習に従事すれば直後に自慢話が傾聴されたリハビリ環境の設定が，Ｇさんにリハビリ拒否行動を減弱し，リハビリ従事行動を増強した要因だったと言える。

5.7　まとめ

5.7.1　BPSD を環境から理解するという視点を持つ

認知症高齢者を含む高齢者の不適切な行動は，認知機能の低下によるBPSD と解釈されやすい。しかし，現状では認知機能の明確な改善方法はないため，どれだけ詳細に解釈しても有効な改善策は導けない。一方，BPSD の環境依存性に目を向ければ，環境には操作可能な余地が残されていることが多いため，有効な改善策を導ける可能性は高い。国際・国内的に心理社会的なアプローチが推奨されている（IPA, 2015; 厚生労働省，2015）ことからも，支援者はBPSD を環境から理解する視点を持つことが必要である。

5.7.2　まずは認知症高齢者の心身不快を緩和する

認知症高齢者にとって有意義な活動が乏しかったり，情緒的な共感や社会的交流が欠如していたりする環境や，視力や聴力，移動能力の低下や疼痛または身体的不快感，失禁，言語流暢性の欠如に起因するストレスが適切に処置されていなかったりする環境はBPSD の誘因となるが（IPA, 2015），ほかにも感染症や脱水，精神疾患，薬物副作用なども要確認事項とされている（厚生労働省，2015）。これらの心身不快を処置しておくことはBPSD の予防につながるため，まずは適切な医療や福祉介護サービスを適用し，認知症高齢者の心身不快を緩和することが重要である。

5.7.3　適切な行動を増やすことでBPSD が生じる余地を減じる

認知症高齢者の健康被害や支援破綻のリスクを増すBPSD は減弱すべきだが，それを目指すだけでは単なる行動抑制となり，適用される消去や弱化的な対応の副効果が認知症高齢者・支援者双方の負担を増すことで支援の継続を危うくする。そこで重要になるのが，BPSD 以外の適切な行動を肯定的な方法で増強する**ポジティブ行動支援**（positive behavior support; **PBS**）

という方向性である。強化的な対応で認知症高齢者の価値に沿った適切な行動を増強すれば，おのずとBPSDが生じる余地は減少する。その上で残存するBPSDに消去的な対応を行えば，消去の副効果を小さくしながらBPSDを減弱することができる。これは**分化強化**と呼ばれる技法である。

5.7.4　支援に際しての留意点

BPSDに対する応用行動分析学的支援は有効性が高く，**学習理論**に基づく支援法として国際的に推奨されている（IPA, 2015）。具体的で客観性に優れることからチーム支援にも適しているため，認知症ケアの支援者は必須の選択肢とすべきである。

なお，BPSDの改善支援は認知症高齢者本人の意思ではなく，概して支援者の意向で行われる。意思は行動に反映されるとの前提に立てば，本人の意思に反した支援にもなりかねない。支援者の独善的な行動操作とならないよう，国のガイドライン（厚生労働省，2018）を参考に，対象とするBPSDを慎重に判断することが必要である。

【引用文献】

IPA (International Psychogeriatric Association). (2015). The IPA complete guides to behavioral and psychological symptoms of dementia. MODULE 5 Non-pharmacological treatments.
https://www.ipa-online.org/UserFiles/file/IPA_BPSD_Specialists_Complete_Guide_Online_2015_Final.pdf（2022/12/1 確認）

厚生労働省　(2015)．かかりつけ医のためのBPSDに対応する向精神薬使用ガイドライン（第2版）．
https://www.mhlw.go.jp/file/06-Seisakujouhou-12300000-Roukenkyoku/0000140619.pdf.（2022/12/1 確認）

厚生労働省　(2018)．認知症の人の日常生活・社会生活における意思決定ガイドライン．
https://www.mhlw.go.jp/file/06-Seisakujouhou-12300000-Roukenkyoku/0000212396.pdf（2022/12/1 確認）

宮　裕昭　(2011)．要介護高齢者の不適応行動に対する応用行動分析学的介入の諸相．高齢者のケアと行動科学，*16*，53-63.

宮　裕昭　(2015)．わが国における要介護高齢者の不適応行動に対する応用行動分析学的介入の現状．立命館文學，*641*，424-412（207-219）．

第6章

認知症と身体疾患

渡辺 晋吾

6.1 身体疾患を抱える認知症高齢者への心理学的支援

超高齢社会である現在，病院ではどの診療科でも認知症や認知機能の低下が疑われる患者を目にする。もはや認知症ケアは認知症高齢者と関わるすべての人が身につけておきたい心得だと言える。このような現状のなか，心理職もまた，その専門性を生かして認知症高齢者へのケアの一翼を担っていきたい。

本章では，身体疾患を抱える認知症高齢者への心理学的支援のあり方について，事例を通して紹介する。次節からはまず，本章に関連する概念やアセスメント方法，心理技法について簡単に説明する。

6.1.1 心身相関

病気による身体的な苦痛は，情動・認知・行動に変化をもたらす（中井，1999）。例えば，転んで足の骨を折ったとする。すぐに手術が施されるが，しばらくは痛みが続く。痛みがあるだけでも憂うつなものだが動くと余計に痛み，思うように動けないもどかしさが加わる。こうなると，自分から何かをしようという気力は湧きにくく，自ら動く機会が減る。高齢であるほど心身の廃用が進むのは早く，脳の機能も低下する。疲れているときや気力が湧かないとき，うまく頭が働かなかった経験は誰でもあるだろう。認知症がある場合，その影響はなおさら大きくなる。身体疾患を抱える認知症高齢者への心理学的支援を行うとき，心の状態だけを見ているとこうしたメカニズムを見落としやすい。心と身体の相互作用，つまり，**心身相関**の観点は欠かせない。

6.1.2　認知症と身体的フレイル

フレイルとは，高齢期において生理的予備能が低下することでストレスに対する脆弱性が亢進し，不健康を引き起こしやすい状態と定義されており（荒井，2014），認知症との関連も指摘されている（神﨑，2018）。なかでも，身体的フレイルは，①体重減少，②筋力低下，③疲労，④歩行速度の低下，⑤身体活動の低下のうち，3つ以上に該当する場合に判断され（Fried et al., 2001），身体疾患との関連は深い。

認知症になると増加する身体疾患に骨折がある。特に，大腿骨，いわゆる太ももの骨折が多い（喜友名他，2011）。認知症高齢者では健常の高齢者と比べて2倍以上転倒が多いためである（櫻井，2012，2017）。骨折しても若ければ治りも早いが，高齢であればそう簡単ではなく，日常生活動作（ADL）が低下して心身の廃用や**認知症の行動・心理症状（BPSD）**の悪化など，さまざまな問題が起こりやすい状態となる。一方，フレイルは可逆的である。転倒・骨折してフレイルになったとしても，またその人らしく健康な生活を送れるかどうかは，適切な治療やケアが提供されるかどうかにかかっている。

6.1.3　包括的アセスメント

適切な治療やケアのためにはアセスメントが重要である。多面的・全体的にアセスメントを行う方法の1つとして，**包括的アセスメント**がある。包括的アセスメントは，①身体症状，②精神症状，③社会・経済的問題，④心理的問題，⑤実存的問題の順に行う，アセスメントのフレームワークである（平井，2018）。もともと，がん領域において，**生物－心理－社会モデル**を具体的なアセスメントの手順に落とし込んだものであるが，身体疾患を抱える人のアセスメントを行う場合にも有効である。例えば，せん妄など精神症状が前景に現れていても身体的要因が関与していることは少なくない。また，上述のような心身相関を踏まえると，身体症状が心理状態に与える影響も大きい。そのため，特に身体疾患を抱える人のアセスメントでは心理的側面のみを把握するだけでは不十分であり，本事例のアセスメントにおいても，この包括的アセスメントに沿って行う。

6.1.4　回想法的関わり

回想法的関わりとは定義された用語ではないが，ここでは，心理療法として構造化された**回想法**を用いるのではなく，対象者との会話のなかで自然に生活史や思い出に焦点を当てる，つまり，回想を題材に関わることとする。認知症高齢者にとって想起しやすく，なじみのある自分の思い出は話しやすい。そうした回想に聴き手が興味や関心を持って耳を傾けることは，語り手の安心感につながり，関係性を促進させる。さらに，聴き手としては，語り手がこれまでどのような体験をしてきたのか，どのような生活を送ってきたのかといった，その人らしさの理解を深めることができる。つまり，回想法的関わりは，関係性の構築やケアという側面だけでなく，アセスメントとしても機能する。

6.1.5　機能分析に基づく介入

現在，BPSD に対する応用行動分析学的な介入の有効性は多く紹介されている（宮，2017; 野口，2017）。近年では，機能分析の対象を個人のみならず，その周囲の人やその取り巻くさまざまな状況や環境にまで広げてアプローチを行う，**ポジティブ行動支援**（positive behavior support; **PBS**）の有効性も示されている（武藤，2019）。PBS の考え方では，ポジティブな行動を増やしていくことに焦点が当てられ，BPSD に直接的にアプローチする必要がないため（野口・山中，2019），治療上の制限が多くなりやすい身体疾患を抱える認知症高齢者にも用いやすい。PBS などの詳細は成書を参照してもらいたいが，ベースは応用行動分析における「行動を機能的に見る視点」にある（大久保，2022）。

6.2　事例の概要

事例は実際に筆者が関わった複数事例を組み合わせた創作である。

6.2.1　基本情報と臨床像

Hさん，86歳，女性。背丈は低いが体格はふくよかで，柔らかな笑顔が印象的である。そのためか，優しく温かみのある人柄が連想される。対面すると顔を見て微笑み，丁寧に挨拶をする姿からは，礼節が保たれており，社交的であることがうかがえる。

6.2.2　家族歴

数年前に夫が病死して以降，長男夫婦と同居していたが，半年前から老人介護施設に入所している。隣県に長女・次女が住んでいるが，交流は多くない。キーパーソンは長男である。

6.2.3　生活歴

生まれはb県で，同胞3人の末子として出生した。父親は織物の職人で，Hさんは幼少の頃，父親が働く織物の工場によく顔を出していたという。母親は専業主婦だった。父方の祖父母が同居しており，祖母が料理する姿を見るのが好きだった。

女学校を卒業後に繊維工場で働き始め，結婚とともに退職し別の県に転居した。働きには出なかったが，裁縫や編み物など手芸が趣味で，育児や家事の空き時間にコツコツと取り組み，完成すれば家族や知人，隣人などに配って喜ばれていたという。社交的な人柄もあって人付き合いを好み，友人との食事や旅行など外出が多かった。

夫ががんにかかってからは闘病生活を献身的に支えた。夫が病死した後，長男の提案で長男夫婦と同居することになったが，物忘れが増えた半年前から近隣の老人介護施設に入所することになった。施設では仲のよい利用者とお話しするなど落ち着いて過ごしていた。

6.2.4　既往・現病歴

●84歳——右大腿骨頸部骨折

自宅の玄関で転倒してc病院に救急搬送され，右大腿骨頸部骨折と診断され手術を受けた。術後は身の回りのことは軽介助で可能なレベルまで回復した。

●85 歳〜――アルツハイマー型認知症

80 歳ごろから物忘れが始まり，１年前に脳神経外科において**アルツハイマー型認知症**の診断を受けた。現在は抗認知症薬のメマンチン 20 mg を内服中である。

●86 歳――左大腿骨頸部骨折

入所していた施設で転倒し骨折。今回も c 病院で手術を受けることになった。術後，心不全を併発したが，徐々に回復した。ただし，この間に廃用が進んで日常生活動作（ADL）が低下したため，リハビリテーションを継続する目的で整形外科を専門とする d 病院に転院することになった。

なお，義娘（長男の妻）によると，c 病院に入院して以降，認知症の症状が悪化した。

6.3　事例の経過

以下，H さんの発言を「　」，担当心理職の発言を〈　〉と表記する。

●入院１日目

車椅子で入院する。ただし，動作能力は高く，突然車椅子から立ち上がり歩こうとするなど，行動は早い。その場の会話は成立するが，数分前に話した内容も忘れているのか，同じことを繰り返し話したり，尋ねたりすることが多い。転倒・転落などのリスクが高いと判断され，病室のベッドには立ち上がったときにスタッフが気づけるようセンサーマットが設置された。

理学療法士により身体機能の評価が行われる。ベッドからの起居や端座位は一人でできる。骨折後のわりに動く力はあるため，入院中の短期目標は移乗動作・歩行動作の獲得，最終目標は施設入所再開と設定された。また，認知機能評価として，**改訂長谷川式簡易知能評価スケール（HDS-R）**が実施された（表 6.1）。なお，HDS-R は，合計得点が低いほど障害度が大きいことを示している。

夕食の時間になるが，「お腹いっぱいです」と食べようとしない。摂取量は主食２口，副食２口，スープ１口のみであった。

消灯後はすぐに入眠したが，朝方に「誰か来てー！」と大声で叫ぶ。看護師が訪室すると，不安そうな表情で「ここは？　えっ？　ここは？」と混乱

表6.1
改訂長谷川式簡易知能評価スケール（HDS-R）結果

課題名	回答	得点
年齢	「80 くらい」	0/1
時の見当識	年・月・日・曜日：×	0/4
場所の見当識	病院	2/2
3 単語記銘		3/3
引き算	「わかりません」	0/2
逆唱	① 286　②「わかりません」	1/2
遅延再生	a）植物のヒントで「桜」	1/6
5 物品記銘	時計・ペン	2/5
野菜名想起		4/5
	合計得点	13/30

している。看護師が今いる場所は病院であること，安心してよいことを伝えて飲水を促すと少し落ち着いたようで，「そうね，病院ね……」と確認するように繰り返す。看護師がまだ休んでいてよいことを伝えると，しばらくして再入眠する。

● 入院 2 日目

食事は 1～2 割程度と摂取量が少ない。血液検査の結果から脱水傾向と判断され，まずは経口による補水を促してく方針になる。

夕食後に看護師が訪室した際には，「何か胸がムカムカします。どうしてかしら？　お腹もおかしい」と落ち着きなく不快感の訴えを繰り返すが，トイレへ誘導しようとすると「行きません」と拒否する。

消灯後はすぐに入眠したが，深夜に「ちょっと誰か来て！」と大声で叫ぶ。看護師が訪室すると，「怖い夢を見たの」「そこに男の人がいて……」など動揺した様子で訴える。看護師がすぐ近くにいることを伝えると，少し安心した様子で再入眠する。

● 入院 3 日目

看護師が訪室すると，「なんで私のお金持ってるの？　全部取り上げられました」「人のお金で生活しているのに，夕飯も食べさせてくれないんです」など，やや興奮した様子で訴える。看護師が説明しても理解しないため，いったん退室する。

● **入院４日目**

昨晩は大声を出すことなく，朝まで眠っていた。ただし，日中も傾眠が多く，覚醒しているときは「お金を取り上げられました。なんでこんな目に遭わないといけないんですか」「お金だけ使われるし，何もしたくないです」など被害的な発言がある。食事中は疲労感を理由にすぐに病室へ戻ろうとし，リハビリの時間も「動きたくないです」と拒否する。

食思不振が強いことや被害的な発言が増えてきていること，ケアやリハビリの拒否があることなどから，主治医より心理職へのコンサルテーションの依頼がある。

6.4　課題の分析

6.4.1　面接によるアセスメント

● **入院４日目**

主治医からの依頼を受け，アセスメントの目的で訪室する。拒否があることを考慮し，できるだけ穏やかに笑顔で挨拶をすると，「いつもお世話になります」とHさんも穏やかな表情で丁寧に挨拶を返す。心理職が体調を尋ねると，「しんどいです。こんな目に遭うくらいなら死んだほうがマシです」と苦痛な表情に変わる。ただし，看護師に話していたようなお金にまつわる訴えはなく，心理職に対する警戒や抵抗感はうかがえなかったため，関係性の構築とHさんの理解を深めることを目的に生育歴を尋ねることにした。

〈生まれはどちらですか？〉「ｂ県です。お寺さんの近くでね。」〈へー，ｂ県ですか。お寺の近くだったんですね。〉「そう。父は織物を作っててね。腕がよくてね，そりゃあ値段がつかないくらいのものもありました。そういうところで育ちました」など，とても流暢に話す。表情も訪室時の穏やかさに戻っている。その後も懐かしそうにこれまでの生活について語ってくれたため心理職がお礼を伝えると，Hさんも「こんな話を聞いてくれてありがとうございます。また来てください」と丁寧にお礼を返す。

6.4.2　検査によるアセスメント

(1) 認知機能

理学療法士が実施したHDS-Rの結果を見ると，見当識（年齢・時の見当識）や記憶（遅延再生・5物品記銘）の課題での減点が目立っており，記憶力の低下が疑われる。注意・ワーキングメモリ（引き算・逆唱）の課題でも減点が目立っており，思考力にも支障が出ている状態である。一方，言語流暢性（野菜名想起）の課題での減点は少なく，自発的な発話や会話力は比較的保たれていることが期待できる。

他の職種には，関わる際にさりげなく想起を補完したり，リアリティ・オリエンテーションを行ったりしつつ，Hさんにとって想起しやすい内容かつHさんのペースに合わせて会話を楽しむように心がけてもらいたいことを伝えた。

(2) BPSD

BPSDの程度を評価するため，神経精神症状調査票（Neuropsychiatric Inventory-Questionnaire; NPI-Q）を導入した。なお，NPI-QはBPSDについて，症状の重症度と介護者の負担度を把握するための検査であり，重症度は得点が高いほど重症度が高く（0～3点），負担度は得点が高いほど負担度が高い（0～5点）ことを示している。評価は，入院中に最もHさんの様子を見ている担当看護師と協働して行った。結果は表6.2の通りであり，看護師の主な困り感は食行動と無関心にあることが分かった。

6.4.3　包括的アセスメント

(1) 身体症状

廃用状態に脱水が加わっており，前院で発症した心不全も完治はしていない。脱水やその他の身体不調の影響でせん妄を発症している可能性が高い。認知機能は記憶や見当識，ワーキングメモリを中心に低下した状態であるが，せん妄による一過性の影響も考えられる。せん妄の改善とともに認知機能も多少なりの改善が期待できるため，心理職としてもまずはせん妄に対する非薬物的介入，具体的には覚醒を促すような支援を行うことが優先である。なお，食思不振についても脱水による身体不調やせん妄による覚醒不良

表 6.2
神経精神症状調査票（NPI-Q）の結果（粗点と総合得点）

		主質問	重症度	負担度
問 1	妄想	なし		
問 2	幻覚	なし		
問 3	興奮	あり	2	2
問 4	うつ	あり	2	1
問 5	不安	あり	1	1
問 6	多幸	なし		
問 7	無関心	あり	2	3
問 8	脱抑制	なし		
問 9	易刺激性	なし		
問 10	異常行動	なし		
問 11	夜間行動	なし		
問 12	食行動	あり	3	4
		重症度得点	10/36 点	
		負担度得点		11/60 点

の影響が考えられる。身体状態が改善してもなお続く場合は，精神的要因も検討する。

(2) 精神症状

精神医学的所見として，精神運動興奮や妄想，抑うつが疑われる。これらもせん妄の症状として理解できるが，BPSD あるいはせん妄に伴う心理的反応も混在していると考えられる。せん妄の治療やケアを進めながら，一方で BPSD として捉えてＨさんの心情を理解することで，よりよいケアにつなげることができる。詳細は「(4) 心理的問題」で述べる。

(3) 社会・経済的問題

長男夫婦との関係は悪くなく，経済的な心配を抱えている様子もない。入所していた施設でも落ち着いて生活できていたようであり，身体状態が改善すれば同施設に戻る予定である。

(4) 心理的問題

被害感や不信感が強まっており，ケアの拒否につながっている。発端はおそらく入院２日目の夜，せん妄による「そこに男の人がいて……」といった侵襲的な幻覚・妄想体験で，これがＨさんに強い不安や恐怖を与えた可能性がある。認知機能が障害されている状態では，こうした強い感情を自分のなかだけで整理し抱えることが難しいため，結果として周囲に転嫁されやすい。つまり，Ｈさんにとって「お金を取り上げられた」といった被害観念はＨさんなりの防衛手段であり，自分の心情を何とか保とうとするＨさんなりの適応行動と理解することができる。ただし，今のＨさんにとって周囲は警戒しなければならない環境になっているため，まずはＨさんが心の内で抱えている不安や恐怖心を軽減できるよう，安全・安心感を補完する支援が優先される。

(5) 実存的問題

実存的な訴えはまだ目立っていない。ただし，上述の被害感や不信感を経て，少しずつ抑うつが表れてきている。これが慢性化してくると，例えば「生きている意味がない」といった実存的な苦痛が増える可能性があり，抑うつの経過を把握していく必要がある。

6.5 心理学的支援のプラン

6.5.1 安全・安心な環境の提供

被害感や不信感が強い場合，安全を感じられる環境の提供と安心できる関係性の構築が第１の目標となる。Ｈさんにとって，どのような環境や関わりが安全や安心につながるかはまだ分からないため，比較的安全に関係性を築きやすい回想法的関わりを行う。Ｈさんが送ってきたこれまでの生活について，家庭や友人，仕事や趣味など，タイミングよく質問を交えながら語りを促し，関心を持って耳を傾け，Ｈさんにとってなじみ深い，あるいは安心感や親近感が湧くような記憶を探索する。こうした関わり自体が安全・安心な環境を提供することにつながるとともに，Ｈさんらしさを理解する上での大切なアセスメントの機会にもなる。

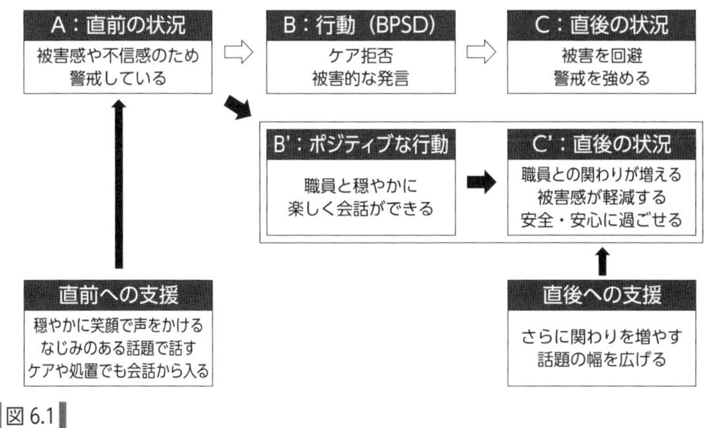

図 6.1
BPSD（拒否）に関するポジティブな行動支援の計画

Ｈさんにとって安心を感じられる話題を把握したら，そのことを他の職種に伝えてＨさんとの会話を促す。そうした関わりが増えることで，Ｈさんにとって安心できる機会が増え，安全に過ごせる環境に近づいていく（図 6.1）。

6.5.2　心身の活性化

傾眠など覚醒度が低い場合，心身の活性化を図るために本人にとっての快刺激を提供することが有効である（ただし，活性化を図ることで特に身体面に悪影響を及ぼさないかどうかは，事前に十分な検討が必要である）。上述の回想法的関わり自体が心身の活性化に役立つ。Ｈさんには覚醒不良に加えて食思不振の問題もある。これは，看護負担の大きい要因にもなっており，食思不振が改善されることで負担が軽減され，看護師によるＨさんへの関わりが促進される可能性もある。食前に回想法的関わりを行うことで，心身の活性化とともに食思不振の改善を期待する。なお，食欲が湧くような刺激のほうが効果的と思われるため，食事にまつわるテーマで回想法的関わりを行う。

また，家族にＨさんの嗜好や食習慣などを教えてもらい，入院生活のなかで取り入れられそうなものがないか多職種で検討し，環境調整を行う。

6.6　介入の結果および効果の評価

●入院 5 日目

昼食前に心理職が訪室する。挨拶は返してくれるが，表情は乏しく発話は少ない。事前に準備していたHさんの故郷の郷土料理の写真を見せたところ，「おいしいよ。これが好きでした」と笑みを浮かべるなど反応がよい。〈Hさんも好きだったんですね。表情でも伝わってきます〉など共感的に応えながら質問を重ねていくと，「なすを縦に切って，こう切って，煮付けるんです。おばあちゃんがよくつくってくれました」と身振りも併せて説明を始める。顔には懐かしそうな表情が浮かんでおり，語りに感情が伴っているのが分かる。回想法の受け入れはよく，写真など視覚情報があるとよりイメージが広がり，Hさんの回想が豊かになると考えられた。

一方，看護師は長男に電話し，Hさんはもともと小食なほうではあるが好き嫌いはなく，水分はお茶よりもコーヒーを好んでいたことを教えてもらった。Hさんにも確認すると，「甘いものは好きですよ。羊かんとかまんじゅうとか。でも贅沢はしません」と答える。看護師がおやつの時間に提供することを伝えると，「そういうことなら呼ばれます」と笑みを見せる。管理栄養士はHさんの嗜好に合いそうなゼリーなどの補食を提供することになった。

●入院 6 日目

昼食前に心理職が訪室すると，Hさんは眠そうな表情で臥床している。前日同様にHさんになじみのある料理や食材の写真を一緒に見ながら話しかけると少しずつしっかりした表情に変わる。野菜の写真を指さしながら，「にんじん，これはとうがらし。網で焼いて，そのままでいいんです。醤油ちょろっと垂らして。それはそれはおいしいんですよ」と表情豊かに説明する。その後は料理の話題から祖母の話，織物職人だった父親の話など，自発的に豊かな回想が展開される。

●入院 7 日目

昼食時，「もうお腹いっぱいです」とは言うものの，7 割程度摂取できている。また，3 時のおやつの時間には，家族に持参してもらったプリンとコーヒーを完食している。

●入院 9 日目

看護師・理学療法士と情報共有のためのカンファレンスを実施する。食事量は増えてきており，ケアやリハビリへの拒否はなくなった。H さんとの対応では雑談から入ることで和やかな雰囲気になり，関わりやすくなったとの評価を共有した。一方で，リハビリの最中に，「もうだめです。今までたくさん働いてきたけど，神様は何も見てくれていない」など，悲観的な発言があるという。退院は 3 日後，介護老人保健施設への再入所が決まった。残りの期間，心理職は残存している抑うつへの支援方法を検討しながら，他の職種とともに，現状の関わりを継続することになった。

●入院 11 日目

昼食前に心理職が訪室する。いつものようになじみのある写真を見せると，「ここは近所の神社。家から近いですよ。お正月になったら，ここでお芋炊くんです。思い出しますよ」と笑顔は多い。常に悲観的というよりは，その時々の状況などによって気分が変わり，特に一人でいる時間が長いと強まりやすいようである。他の職種に心理職の見立てを伝え，肯定的な刺激を提供するなど関わりの継続を依頼した。

●入院 12 日目

食事量は増え，おやつの時間にもゼリーとコーヒーを全量摂取している。一方，訪室した看護師には「もういいです。しんどい。もう年だし，生きてても仕方ないです」と発言することも増えている。

理学療法士により退院時評価が行われる。ADL は改善し，入院時の目標であった移乗動作や歩行動作の獲得は達成された。

HDS-R および NPI-Q について再検査を行った（表 6.3，表 6.4）。初回同様に，HDS-R は理学療法士が，NPI-Q は心理職が担当看護師と共に評価した。HDS-R の合計得点は 15 点，項目ごとに見ても入院時に比して認知機能に著変はないことが分かる。つまり，せん妄による一過性の認知機能低下は目立たず，入院前から中等度域の認知機能の状態だったことが予想される。NPI-Q の結果を見ると，総合得点は重症度・負担度のいずれも減少し，なかでも「興奮」や「食行動」は改善しており，BPSD が軽減したことが分かる。一方で「うつ」は増加しており，抑うつが悪化傾向にあることが分かった。

表 6.3
改訂長谷川式簡易知能評価スケール（HDS-R）結果

課題名	回答	得点
年齢	「もう 90 になる」	0/1
時の見当識	月：○，年・日・曜日：×	1/4
場所の見当識	病院	2/2
3 単語記銘		3/3
引き算	「わかりません」	0/2
逆唱	① 286　②「わかりません」	1/2
遅延再生	a）「桜」	2/6
5 物品記銘		3/5
野菜名想起		3/5
	合計得点	15/30

表 6.4
神経精神症状調査票（NPI-Q）結果（粗点と総合得点）

		主質問	重症度	負担度
問 1	妄想	なし		
問 2	幻覚	なし		
問 3	興奮	なし		
問 4	うつ	あり	3	2
問 5	不安	あり	1	1
問 6	多幸	なし		
問 7	無関心	あり	1	1
問 8	脱抑制	なし		
問 9	易刺激性	なし		
問 10	異常行動	なし		
問 11	夜間行動	なし		
問 12	食行動	なし		
		重症度得点	5/36 点	
		負担度得点		4/60 点

●入院13日目

本日退院し，入所していた施設に戻る。退院時，施設職員へHさんの認知・精神心理状態の経過について情報提供を行う。特に，認知面は入院前と同等の水準を維持しているが，精神面としては抑うつが残存した状態であることを伝え，Hさんにとって関心のある話題などで関わり，寂しさや孤独感の軽減を図ってほしいことなどを依頼し，介入を終了した。

6.7　まとめ

身体疾患を抱える認知症高齢者への心理学的支援について，事例を通して紹介した。今回は整形外科疾患を取り上げたが，他の診療科における身体疾患であっても共通点は多いと思う。本節では，身体疾患のために入院中である認知症高齢者へ心理学的支援を行う際に，特に心得ておきたい点を記す。

6.7.1　目的を明確にする

身体疾患を理由に入院する場合，その目的は当然ながら身体治療を受けることにあり，心理学的支援を行う場合もまた，この目的を忘れてはならない。つまり，心理学的支援も患者本人が安全・安心に治療を受けられるようにするために行われる。当たり前のように思うが，実際に心理学的支援を行っていると，この目的を見失うことがある。例えば，支援を行うなかで死別した夫への思慕が語られて喪の作業がテーマになる，家族不和が語られて家族関係の調整に動く，などである。もちろん，そうした課題が治療を進める上での支障になっており，取り組む必要がある場合にはよいが，そうでない場合は慎重に取り扱う必要がある。身体疾患による苦痛，入院治療という非日常のストレスなどにより，普段は覆い隠されていた未解決な葛藤が表面化しやすくなるが，そうした課題は本来そのときに取り扱わなくてもよいものも多い。誰からのどのようなニーズで，何のために心理学的支援を行うのか，その目的を明確にし，心に留めて支援を行うことが大切である。

6.7.2　身体に始まり，身体に戻る

心身相関の観点が大切であることは，本章の冒頭や事例のなかでも述べ

た。ここではより具体的に想像してみたい。例えば，患者の病室にうかがった際，最初の話題もやはり身体のことでありたい。今日は特に痛みが強いかもしれない，主治医から検査結果を聞いた直後かもしれない。身体の状態によっては話す余裕もないかもしれない。まずは，身体の調子を尋ねて状態を確認する。次にその状態を患者本人がどう捉えているのかを理解したい。もしかしたら，不安が高まっているかもしれない，治療の意欲が低下しているかもしれない。身体面のアセスメントは心理職の専門ではないが，そのときの身体状態を本人がどう捉えているのか，その上でどう感じているのかを理解しようとすることは，心理職の専門領域である。そうして患者の心理状態を理解しつつ，それがまた身体の状態にどのように影響しているのか，その相互作用を捉えようとする心構えを持ちたい。

6.7.3　協働的な支援体制を整える

多職種連携やチーム医療の重要性は誰もが知るところである。今回紹介した事例のなかで他の職種との連携も取り上げているが，実際，身体疾患を抱える認知症高齢者を支援するとき，心理職だけでできることは少ない。身体状態によっては心理学的支援のあり方が大きく変わることから，どのような身体状態にあるのかを把握するためにも他の職種からの情報は欠かせない。また，たとえ心理学的支援の方向性を他の職種に示したとしても，患者と多く関わるのは看護師をはじめとする他の職種である。そのため，心理アセスメントの結果をいかに他の職種に腑に落ちるように伝えるかが重要である。さらに，実際に取り入れて関わってもらった結果をまたフィードバックしてもらい，アセスメントの修正やブラッシュアップにつなげる。こうした協働的な関係を基盤にアセスメントはケアにつながることから，職場内で協働的な支援体制を整えておくことが望ましい。

近年は，精神科を標榜しない病院でも心理職が配置され始めており，心理職の活躍の場が広がっている。ただし，一人職場で相談できる人が少ない場合がほとんどであり，まだ経験の浅い人にとっては日々悩みながら臨床に励んでいることと思う。身体疾患を抱える認知症高齢者の心理学的支援を行う人にとって，本章が少しでも日々の臨床の参考になることを願う。

【引用文献】

荒井 秀典（2014）．フレイルの意義．日本老年医学会雑誌，*51*，497–501.

Fried, L. P., Tangen, C. M., Walston, J., ... McBurnie, M. A. (2001). Frailty in older adults: Evidence for a phenotype. *Journals of Gerontology: Series A, Biological Sciences and Medical Sciences, 56*, M146–M156.

神﨑 恒一（2018）．認知症とサルコペニア・フレイル．日本内科学会雑誌，*107*(9)，1702–1707.

喜友名 翼・大湾 一郎・石原 昌人・…・金谷 文則（2011）．大腿骨近位部骨折例における受傷前 ADL と認知症の検討．整形外科と災害外科，*60*(4)，789–792.

平井 啓（2018）．がん患者への Bio-Psycho-Social Model によるケア．心身医学，*58*(3)，231–236.

宮 裕昭（2017）．認知症高齢者の不適応行動に対する応用行動分析学的介入．老年精神医学雑誌，*28*，1368–1373.

武藤 崇（2019）．レビー小体型認知症をもつ母親の不適切な援助要請行動の低減：家族に対する機能アセスメントに基づくポジティブな行動支援（2）．第2回日本老年臨床心理学会プログラム・抄録集，45.

野口 代（2017）．認知症の行動・心理症状（BPSD）に対する応用行動分析に基づくアプローチの有効性．高齢者のケアと行動科学，*22*，2–16.

野口 代・山中 克夫（2019）．よくわかる！ 行動分析による認知症ケア．中央法規出版.

中井 吉英（1999）．心身相関について．心身医学，*39*(4)，301–307.

大久保 賢一（2022）．当事者の QOL 向上を志向するポジティブ行動支援（PBS）．臨床心理学，*22*(4)，425–430.

櫻井 孝（2012）．脳梗塞・白質病変．鳥羽 研二(監修)，高齢者の転倒予防ガイドライン（pp. 64–67）．メジカルビュー社.

櫻井 孝（2017）．認知症の身体疾患．医療，*71*(10)，414–419.

第7章

高齢者福祉領域での心理学的支援

桑田 直弥

7.1 高齢者福祉領域における心理学的支援の現状

認知症高齢者やその家族はさまざまな生活上の困難を抱え（宮村, 2016），ニーズは多様化し，介護保険制度で提供されるサービスは十分とは言えない（菅沼・佐藤, 2011）。一方で，2023年10月現在，公認心理師や臨床心理士の資格を有する心理職は介護保険の人員配置基準に定められておらず，法人負担の金銭的負荷もあって，福祉施設での雇用は医療機関に比べて進んでいない。統計上，介護施設（老人福祉施設，老人保健施設など）に勤める臨床心理士は18人（日本臨床心理士会, 2016），老人福祉施設（養護老人ホームなど）に勤める公認心理師は68人（日本公認心理師協会, 2021）である。そのため，介護現場で心理職の専門性や働きぶりを他の職種に実感してもらいつつ，その実績を目に見える形で実証していく必要がある。

一般に，**認知症の行動・心理症状（BPSD）**は介護量と介護負担感を増大させ，介護負担感の増大は介護者の精神的健康の悪化と関係すると言われる（Meiland et al., 2005）。そこで，介護者の精神的健康を維持し，BPSDを減らすためには，介護施設で利用者の意欲や自己効力感への配慮（Bandura, 1995）や課題の負荷を個別かつ適切に調節（Reuter-Lorenz & Cappell, 2008）することが肝要となる。しかし，施設において，認知症が重度化することに伴って，介護職員の平均介護時間と介護負担感が増加していくこと（大谷他, 2017）が示唆されており，多忙な業務のなかで一人一人の認知症高齢者に合わせた適切なケアを実践することは想像以上に難しい。また，介護職員が慢性的に不足している問題も大きい。2019 年度の約 211 万人の介護職員を基準とすると，2023 年度に約 22 万人，2025 年度に約 32 万人，2040 年度に約 69 万人の職員不足が生じると見通されている（厚生労働省，2021）。合わせて，職員は利用者の認知機能を正確に把握できていない可能性も示唆されている（川口・佐藤，2002; 佐藤，2000）。それらの環境は，認知症高齢者との対応で苦慮する職員のストレスを生みやすい危険性もある。全国 8,907 か所の事業所にて「職業生活に関する不安や悩み，ストレスを持つ」介護職は 85.8%，「離職の意向がある」介護職は 27.1% を占め（介護労働安定センター，2017），ストレスを抱える介護職に対して，心理職によるメンタルヘルスのニーズも高い。このように，①利用者の認知機能のアセスメント，② BPSD の理解と対応，③職員のメンタルヘルスといった点で心理職の専門性を発揮することが介護現場では期待されている。

そして，認知症の介護現場におけるアセスメントでは，「センター方式」（認知症介護研究・研修東京センター，2000）と「ひもときシート」（認知症介護研究・研修東京センター，2011）が介護職や看護職に広く使用されている。センター方式は利用者本人の視点に立ってケアを考えていくツールである。ひもときシートは援助者の思い込みから脱するために評価的・分析的・共感的といった理解を学び，課題解決を目指す。また，理学療法士や作業療法士などのリハビリテーション（以下，リハビリ）に関わる職種は，**国際生活機能分類（ICF）**を共通認識としている。ICF は人間の生活機能と障害を判断するための分類方法を示したもので，人間の生活を障害の有無のみではなく，活動や参加の状況，周囲の環境など広い視点から理解し，支援することを目的としている（厚生労働省，2002）。このように介護施設は医療機関と異なり（表 7.1），日常のなかで「生活」を支援する点に特徴がある（桑田，2020b）。

そのため，介護施設で働く心理職は，他の職種に共通する「高齢者の生活行為」を理解しながらアセスメントを進めていくことが現場で望まれている。介護家族向けの調査（認知症の人と家族の会，2017）でも，一般に介護負担の強いと思われる失禁や徘徊などよりも，実は記憶や見当識の障害といった認知機能障害に由来する，妄想や易怒性といった精神上・行動上の問題のほうが介護負担として大きい。認知症高齢者に対して，なぜ BPSD が

表 7.1
医療機関と福祉施設の違い

医療機関	介護施設
• **治療空間**である →非日常の空間	• **生活空間**である →日常の空間
• 対象は「**患者**」 →疾病者としての視点	• 対象は「**利用者**」 →生活者としての視点
• **医療**サービスである →健康支援を重視	• **介護**サービスである →生活支援を重視
• **治療**が最優先 →治療の意識が高い	• **生活**が最優先 →生活の意識が高い

出典：桑田（2020b）

起こっているのかをひもときながら，共に生活支援ができる働き方が心理職に期待されている。そこで，以下の事例ではBPSDと生活行為の理解を心理・環境・機能の3領域（図7.1）から検討していきたい。例えば，排泄行為で考えてみよう。生活行為はまず「トイレに行きたい」「おしっこを我慢できない」という心理的欲求から始まる。その際，生理機能（尿意や便意など），身体機能（トイレまで歩く，便座に座るなど），認知機能（トイレの場所や使い方など）を用いて心理的欲求を満たそうとする。さらに，人的環境（移動や更衣を介助する家族や介護職員など）および物的環境（手すりや便

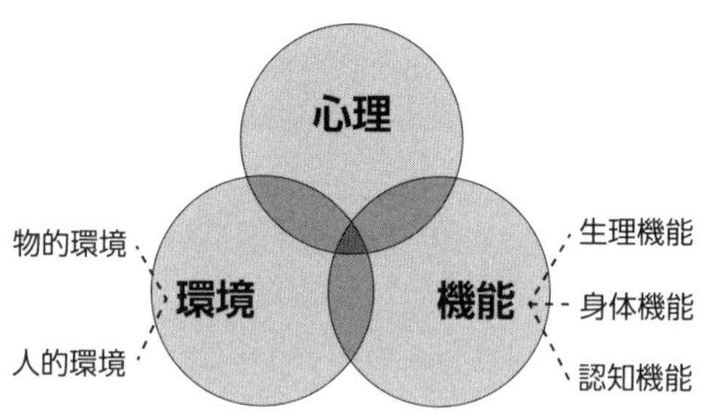

図 7.1
人の生活行為の概念
出典：桑田（2020a）

器，ポータブルトイレなど）が整うことで，生活行為は成就することができる。

7.2　事例の概要

事例は実際に筆者が関わった複数事例を組み合わせた創作である。

7.2.1　基本情報と臨床像

Ｉさん。88 歳女性，右利き。教育歴は 10 年，最終学歴は女学校卒業。身体面の特徴として，背丈は 150 cm ほどで体型はややふっくらとした肥満型。行動面の特徴として，仏頂面が多く，関わりにくいように思われるが，他者に話しかける場面も多く，社交的である。話し方は出身地の方言なまりが表出し，最低限の礼節は保持されている。ただ，敬語を用いるよりも自分の気持ちを素直に表現し，ぶっきらぼうに接する場面が多い。

7.2.2　家族歴

２年前に夫が病死して以降，独居生活。長男夫婦が毎月訪問。Ｉさんの出身地に長女，次女，妹などの親戚が多く住んでいるが，電話や訪問などの交流は年１回程度。キーパーソンは長男。

7.2.3　生活歴

生まれはｅ県で，６人同胞の第３子，長女として出生した。父親は稲作や野菜をつくる農家で，母親や同胞は普段からよく手伝いをしていた。長女のため，尋常小学校に通うときより，同胞の世話や母親の料理の手伝いなど，家事の手伝いを日常的に担っていた。女学校卒業後，製鉄所で働き始め，結婚とともに退職し，３人の子どもをもうける。ペットは猫を長年飼育。その後，夫の転勤に伴い，複数の県をまたぎながら，工場などで勤務。職場では社交的な人柄もあって，飲み会やカラオケなどによく参加していた。

夫が脳梗塞により急逝。独居生活となる。１年後より物忘れが次第に増加。同じ食品を過剰に買う，歩行時に杖を置き忘れるなどの場面が散見。また，ゴミの分別失敗やゴミ出しの日を間違えることが頻回になり，近隣トラブルが増加。心配した長男夫婦の説得により，精神科病院を受診し，**アルツハイマー型認知症**の診断を受ける。診断後もＩさんは夫と過ごした家での生活を望んだため，長男夫婦が定期的に訪問する形で支援。しかし，長男夫婦の訪問時に左手首の痛みを訴え，整形外科病院を受診し，左橈骨遠位端骨折と診断。手術を受けた後，介護老人保健施設（以下，老健）に入所することとなった。

7.2.4　既往・現病歴

● 87 歳～　アルツハイマー型認知症

夫の死後より急に物忘れが目立ち始めた。現在は抗認知症薬のメマンチン 5 mg，ガランタミン 12 mg，不眠症に対して抑肝散を内服中である。

● 88 歳　左橈骨遠位端骨折（左手首）

医師によれば，自宅で転倒して床に左手をついた際に骨折したと見られるが，Ｉさんに転倒の記憶はなかった。そのため，独居生活は難しいと長男は判断し，退院後のリハビリならびに介護家族が一時的に介護を離れて休養を行う**レスパイト**目的で老健入所となった。

7.3　事例の経過

以下，Ｉさんの発言を「　」，他の利用者の発言を『　』，他の職種の発言を〈　〉，担当心理職（以下，Th）の発言を《　》と表記する。

● 入所１日目

長男夫婦の付き添いのもと，車椅子移動で入所した。改めて，職員より入所までの経過を説明するも，数分前に話した内容も忘れているためか，同じことを繰り返し話したり，尋ねたりすることが多い。また，車椅子や椅子に座っている状態から，突然の立ち上がりが多く，転倒・転落などのリスクが高いと判断。居室のベッドには立ち上がったときに職員が気づけるよう離床センサーマットが設置された。長男夫婦が家に帰る場面では「どこに行くの？」「私を置いていくのか？」と混乱が強く見られた。

理学療法士により身体機能の評価が行われた。ベッドからの起居や端座位は職員の見守りであれば一人でできる。左手首は術後に三角巾で固定され，安静が必要。日常動作は利き手である右腕を用いる。入所中の短期目標は移乗動作・歩行動作の獲得，最終目標は在宅復帰と設定された。また，認知機能評価として作業療法士により**改訂長谷川式簡易知能評価スケール**（HDS-R）が実施された。合計点は5点（0～30点）で認知症レベルは重度であった。課題別に見ると3単語記銘2点，引き算1点，5物品記銘2点であった。なお，HDS-Rは，合計点が低いほど障害度が大きいことを示している。以上の評価を踏まえ，リハビリ職より他の職種に以下の情報共有が行われた。

起居，座位保持，食事，排泄は自立。移乗や移動は要介助。転倒前は杖歩行であった。入浴は要介助。手引き介助や段差の移動時には十分に注意が必要。着衣はボタンなどの仕上げを手伝う必要がある。その場の具体的な指示・指導には従えるが，数分後には忘れているため，転倒リスクは高く，行動に注意が必要である。整形外科医からは左手は三角巾で固定し，安静の指示があるが，骨折や手術の理解が難しく，指示を守れない可能性が高い。職員による見守りとその都度の注意喚起を行う。

食事は右手で摂取できるものの，「これ，いくら払うの？」「財布を忘れてきた」「息子に電話しないと」と食後より帰宅願望が見られ，不穏。食後，居室で過ごすものの，すぐにフロアに出てきて「ここはどこ？」「家に帰らせて」と職員に繰り返し尋ねる。深夜にも居室より出てきて，フロアの出入口のドア前まで行き，「家に帰らせて」「ドアを開けろ」と怒鳴りながら，ドアを繰り返し叩く。夜勤帯でフロアの職員1名だけでは対応できず，別のフロアの職員に協力要請。職員2名で対応し，居室に戻る，フロアに出てくるという行為を夜間に繰り返している。

● 入所 2～3 日目

老健の施設長（管理医）が診察。左手首の状態は発熱なく経過し，診察上は順調。ただ，〈骨折したことをすっかり忘れている〉とカルテ記載あり。日中のフロアでは，他の男性利用者を見て，「お父さん（＝夫），ここで何をしてるの？」「今日は何時ごろに帰ろうか？」と亡くなった夫との人物誤認が見られ，話しかけようとして頻回に立ち上がる。また，男性の介護福祉士を見て，「工場の同僚が来てくれた」「あれはよく一緒にカラオケ行った先輩」と職員に対しても人物誤認が頻回。多くの職員より，Ｉさんの見当識や記憶の低下を訴えるカルテ記載が見られた。

● 入所 4 日目

起床後，食事席に座っていると，「家に帰らないと」と両手をついて立ち上がろうとする場面が頻回。骨折した左手に力を入れた後に，痛覚はあるものの「なぜ左手が痛い？」と痛みの原因や骨折の理解は難渋。そこで，フロアの多職種で検討。Ｉさんの見守り強化とともに，包帯や机に〈左手首は骨折しています〉〈安静にして動かさないで下さい〉〈必要な時は職員を呼んで下さい〉と大きな文字で記して対応する。包帯に書いた文章は読めるものの，数分後には立ち上がりや帰宅願望が頻回に見られた。消灯後，夜勤帯にも居室から頻回に出てくるなど，不穏。居室に戻った後，物音がするため，夜勤職員が訪室すると，居室内の非常用扉を叩いて，外に出ようとしている場面に遭遇。「早く帰らせて」と帰宅願望が見られたため，職員は他の利用者の見守りを続けながら，フロアでＩさんの訴えを傾聴する。深夜３時を過ぎたころに落ち着き，居室へ戻った。

● 入所 5 日目

朝食後より夜８時まで立ち上がりが頻回に見られた。特に，夕方以降に帰宅願望は強く表出し，職員の制止を力ずくで突破しようとする場面も見られる。フロアでの対応として，①骨折の状態，②家族は了承済み，③今日は泊まることができる，の３点を職員や時間を変えて繰り返し説明するもＩさんは理解できない。また，日中に理学療法士や作業療法士が下肢筋力増強のための歩行練習や，左手の握力増強のための作業訓練を導入するが，「なぜ，こんなことをしないといけないの？」「私は嫌。あなたがやればいいのに」と大声で不満を漏らして拒否し，リハビリの実施および継続は難渋した。

以上の経過を踏まえて，心理職は管理医およびフロアの介護リーダーよりＩさんへの介入依頼を受けた。

7.4　課題の分析

7.4.1　情報収集

まず，依頼のあった管理医および介護リーダーに直接尋ねて，現場のニーズを把握した。すると，現場での課題は以下の３点に集約された。①立ち上

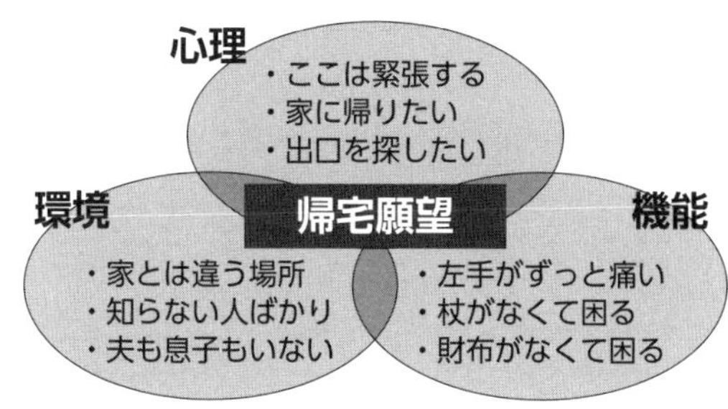

図 7.2
人の生活行為の概念
出典：桑田（2020a）

がりが頻回で転倒や骨折の危険が高い。②帰宅願望が強く，特に夜勤時の対応は苦慮している。③ケアやリハビリへの拒否が続き，職員が心理・身体的に疲弊している。

次に，各職種の記録を確認した。課題となる立ち上がりや帰宅願望が特に頻出する場面は以下の３点に集約された。①食後や集団の体操後など，利用者と職員ともに動きが多い時間帯。②日勤から夜勤への引き継ぎ時など，勤務上でフロアに職員が少ない場面。③午後３時のおやつが終わり，夕陽が沈む午後４時以降の時間帯。そこで，現場で最も困る帰宅願望について，心理職が職員への聞き取りや記録から整理した。さらに，Ｉさんを主体にして，生活行為に落とし込むと図 7.2 の形に整理ができた。その上で，問題行動の少ない午前 11 時と，問題行動が多い午後４時の２つの時間帯にＩさんへ直接介入を試みた。

7.4.2　面接によるアセスメント

● 入所６日目

まず，午前 11 時の介入時，Ｉさんはフロアの食事席で座っている。初対面であり，不安感の強いＩさんに緊張を強いないように，Ｉさんの視野に前方から入り，心理職は穏やかな笑顔で挨拶を行う。《こんにちは，Ｉさん。〇〇と申します》「あんた，見たことないな？　新人か？」《そうです，初めてお目にかかります》と，職員名札で名字や資格を提示して視覚情報の補足と自己開示を行い，防御姿勢を解く。《今日，天気いいですね》と抵抗の小さい天気や世間話から導入し，天気の判断（判断力），昨日と今日の比較可否（記憶），日付や曜日の想起度合いや正確さ（見当識）といった認知面を穏やかに確認する。また，会話中に「何日かな？　最近，気にしてないから」などの取り繕うような言動の特徴の有無や回数，質問時の両眼の視線の動向，カレンダーや時計などのヒントを求める探索行動の有無も確認する。もし，Ｉさんに不快感・嫌悪感が表情に出たときには，体調確認や心理職の自己紹介の話題に戻しつつ，20分ほどの会話でアセスメントを行う。

《体調はいかがですか？》「左手が痛くて腫れてる。包帯でグルグル巻き。」《左手はどうされたんです？》「知らない。起きたら，こんなふうになってた。」《今，心配なことはありますか？》「財布を忘れて。お金ないのよ。あんた貸してくれる？」《それは困りましたね。実は私もすっからかんです。でも，ごはんは出るみたいですよ。》「それはよかった。」《お生まれはどちらですか？》「ｅ県。親が農家をしていてね。」《お手伝いをされていたんですか？》「小さいときね。結婚してからは工場で働いていたのよ」と生活歴や仕事歴のエピソードは流暢で，立ち上がりは見られず，会話に集中できていた。

次に，午後4時の介入時，《こんにちは，Ｉさん。○○と申します。》「あんた，見たことないな？　新人か？」と心理職の顔認識や会話の記憶はなく，午前と同様の流れが見られる。しかし，夕暮れになると「もう夕方や」「小学生の息子が家で待っている」と帰宅願望の訴えが頻回。回想を促すも「それどころじゃない」「早く家に帰らないと」と焦燥感が強く，他者からの声かけが入らなくなる。そのため，帰宅願望が強くなる時間までに介入を行い，夕食前以降のBPSDを軽減する必要があると考えられた。

7.4.3　検査による評価

BPSDを評価するため，認知症行動障害尺度（DBD）を導入した。28項目の行動場面ごとに，全くない（0点）から常にある（4点）で評価し，合計点が高いほど頻度が多いことを示す。DBDは職員が簡単に記入できて負担にならず，介護現場で活用しやすい評価尺度の1つである（山口他，2017）。合計点は54点（0～112点）で，特に「同じことを何度も何度も聞く」「やたらに歩き回る」が４点，「口汚くののしる」「世話をされるのを拒否する」「夜中に家の中を歩き回る」「家の外に出て行ってしまう」が３点と頻度が高く見られた。認知症による記憶障害がベースにあり，介護拒否，暴言・暴力，徘徊などが介護職の負担になっていることがうかがえた。

7.4.4　総合アセスメント

(1) 心理面

整形外科での手術後，家と異なる環境のため，はじめは夜間せん妄などの意識障害や，過度の不安や緊張からの心理的不適応が考えられた。しかし，服薬や手術後の状態は良好であること，BPSD の出現が夜間に限らず，日中も見られること，認知機能低下により，理解に乏しさはあるものの，会話のやりとり自体は保持できていることから，夜間せん妄は除外された。また，Ｉさんの立場になれば，家ではない場所で理由が分からないまま，支払いをしていない食事が出てきたり，リハビリや宿泊をさせられたりすることは不安やストレスの増強につながると考えられた。

(2) 環境面

物的環境では，老健が家とは違うと周囲の状況から認識しているものの，職員から説明を受けても，理解は難しい。一方で，居室や食事席など，Ｉさんの名前を記した表記があれば，自分の居場所は理解でき，他の利用者の居室や座席と間違えることはない。そのため，文字や絵などの視覚情報の提示は有効と考えられた。一方，人的環境では，職員と利用者との判別はでき，職員が自分を手助けする人物であることは理解できている。また，制服の色や形から医師，看護師，リハビリなどの職種の違いは大まかに認識できている。

(3) 機能面

身体機能は，左手首は骨折しているが，その他の部位は保持されている。利き手の右手は入所前と変わらず，箸を用いる食事やペーパーを巻き取る，拭くなどの排泄などの場面でも適切に使用できている。一方，認知機能はアルツハイマー型認知症もあり，記憶や見当識などの低下が見られる。記憶は

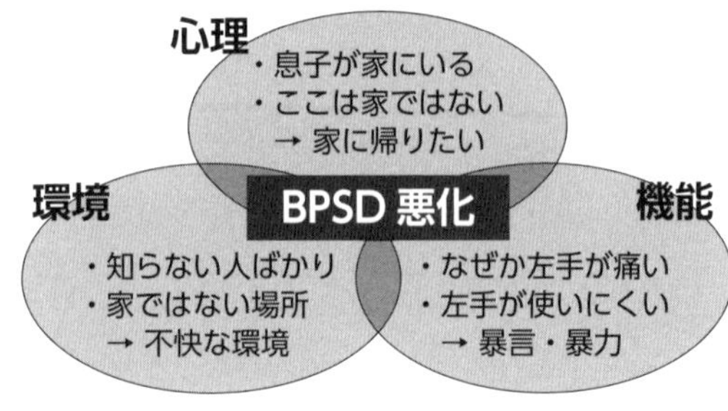

図 7.3
人の生活行為の概念
出典：桑田（2020a）

短期記憶障害が著明で，記憶の記銘・保持・想起ともに難渋。数分前の出来事も思い出せず，家や家族のことを思い出した瞬間に，左手の状態や場所の認識もできないまま，左手をついての立ち上がりや杖を忘れたままの歩行，出口を探して家に帰ろうとする帰宅願望が出現していると考えられた。

ここまでの総合アセスメントを図 7.3 に示す。

7.5　心理学的支援のプラン

7.5.1　基本的方針

Ｉさんの希望は自宅に戻り，独居生活を送ることだが，認知症で認知機能低下があり，再び転倒や骨折の危険が高いなか，自宅に戻ることは難しい。そのため，老健での生活を平穏に送り，ケアやリハビリを受け入れてもらう基盤をつくることが必要である。一方で，「左手首が骨折しているので……」といった職員目線や論理的な説明では納得は難しい。まずはＩさんにとって安心できる場所，信頼できる人間関係を構築することが必要と考えられた。ここでアセスメントを踏まえた基本的方針を図 7.4 に示す。

そこで，心理職が介入で得られたＩさんのエピソードから，関心を持ちやすい話題やキーワードを抽出して他の職種と共有。ケアやリハビリ導入時の声かけや話題の展開順，会話中の姿勢や態度も合わせて共有し，Ｉさんとの言語・非言語コミュニケーション内容の改善を図った。

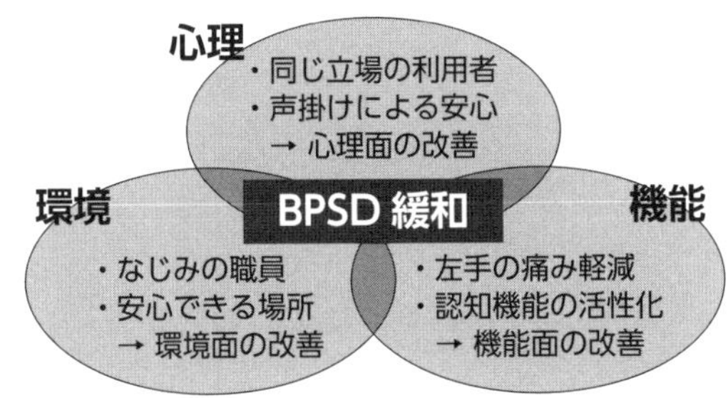

図 7.4
人の生活行為の概念
出典：桑田（2020a）

7.5.2　心理面

Ｉさんとの会話やカルテ情報から，関連するキーワードと関連する認知教材を作成した。例えば，出身地ｅ県の地名や名所が載った地図を用意し，回想時の補助教材として用いることで，会話場面以外への注意の逸脱防止および会話に集中できる工夫を行った。また，心理職が直接介入できない時間帯には，Ｉさんの好む題材の雑誌や塗り絵を置くことで，快適な時間を増加し，不安の減少によってBPSDへの移行を予防した。

7.5.3　環境面

BPSDの出やすい夕方4〜5時の時間帯に合わせて，Ｉさんを含む複数の利用者を対象としたグループ回想法を導入した。心理職がフロア全体の利用者を介入対象とすることで，他の職種の負担を軽減しながら，Ｉさんと他の利用者との横の関係づくりを目指した。また，生活歴や仕事歴の回想は保持しているＩさんにとって，他の心理療法と比べて，回想法の参加における負担は少なく，不安や緊張は増強しにくいと推測された。加えて，グループ回想法の開始前には窓のカーテンを閉めることにした。これは，司会の進行や回想の刺激物に注意を向きやすくしながら，窓から見える夕暮れの光や色が活動時の干渉刺激や帰宅願望の誘因となることを予防する意味がある。

また，職員が手薄になる夜勤帯においては，Ｉさんの好きな猫の人形を居室のベッドに置くことを提案した。夜間に覚醒したときに，出口や家族を探そうとする行為が出現するよりも前に，本人にとってなじみのある猫の人形が枕元にあることで，扉や窓よりも先に関心が向きやすく，人形を触ることで愛着と安心感を増強できると考えた。

7.5.4　機能面

BPSD の出にくい午前の時間帯には，個別介入を行った。午後よりも落ち着いた会話が展開でき，Ｉさんの時代背景に合わせた尋常小学校やｅ県の名所の写真での個人回想法，注意や集中の持続を目的としたＩさんに合わせた題材による認知トレーニングを提供した。また，ケアやリハビリにつなげるため《米を刈るときはどんなふうにされていたんですか？》《鉄工所でどんなふうに機械を動かしていたんですか？》など，Ｉさんが想起しやすい動作を回想法で引き出しながら，《左手の痛みを治すために，よい方法があるみたいですよ》と理学療法士などのリハビリ時間に移行したり，依頼を受けた自主トレに誘導したりするなどの間接支援も行った。

7.6　介入の結果および効果の評価

●入所７日目

午前の集団体操後，Ｉさんの不安が出やすいタイミングで猫の人形を持参して関心を引きながら声かけ。「その猫，どこから来た？」「昔，家で猫を飼ってた」「三毛猫でかわいかったな」とエピソードは流暢。「この猫，私にくれない？」「(猫は) いつまで，ここにいるの？」と帰宅願望は見られずに会話に集中していた。一方で，帰宅願望が表出した後や歩き回り始めて興奮が強いときには人形への注意持続は難しいと推測。帰宅願望が出やすい時間前に予防的に導入し，帰宅願望の緩和を図ることを他の職種と共有する。

●入所 8〜9 日目

午後 4 時前に猫の人形を持って声かけ。「猫，かわいい」「家でも一緒に寝ていた」「勝手に布団の中に入ってくる」「この猫，私にくれない？」と帰宅願望は見られず，注意は猫の人形への執着に移行。人形の取り扱いや衛生面について職員と検討し，Ｉさんの不安・孤立の緩和を目的に居室に導入する。夜間，不安の移行対象として，ベッドの枕元に置いて安心し，夜勤帯の帰宅願望は見られず。また，日中も猫を抱える，優しくなでるといった手指の開閉や握力などの統制も自然な動作として生活リハで促進できている。

●入所10〜11日目

昼食後に声かけ。「うちの兄ちゃん（＝長男）は料理が上手」「でも，うちの息子（＝長男）は口数が少ないの」「怒ったら口も聞いてくれない」と話題の繰り返しは多いが，家族に関するエピソードは饒舌。会話のなかで主語や代名詞が著しく変化。その都度，心理職より話の道筋を折らないように欠損部分や意味の補足を行う。

●入所12〜13日目

回想法を用いつつ，リハビリへ導入。《昔こういうもの使いました？（おはじきやお手玉を見せる）》「懐かしいな。（お手玉は）古くて破れた服を切って，小豆を入れて遊んだわ。」《Ｉさんのところでは，おはじきはどんなルールでしたか？》「私は，こんなふうに……」と昔の遊び方を想起し，2人で遊びながら，お手玉を投げたり，おはじきを弾いたりする動作から理学療法士・作業療法士へのリハビリ内容に誘導した。

●入所14〜15日目

作業療法士と相談し，リハビリへの意欲増進を目的にＩさんと面接。「昔，鉄工所で働いていた。」《例えば，どんな仕事ですか？》「プレス機の操作は誰よりもうまかった。」《すごいですね。どんなふうに操作されるんですか？》と仕事でなじみの動作を具体的に引き出しつつ，リハビリ内容へ移行した。

●入所16日目

故郷の地図をもとに作成した学習教材を持参。《故郷は，どちらでしたか？》「ここ。」《隣の県って何でしたっけ？》「何やったかな……。」《頭が○○で始まる県みたいですよ。》「あ，ｅ県だわ」と手がかりをもとにした課題を実施。また，《数字を順番につないでいくと，絵が完成するみたいですよ。》「何かな？　1，2，3……。」《できましたね！　これは何でしょう？》「あ，猫だ。可愛いな」など，なじみのある題材を用いて，数字や仮名を連続でつなぎ，注意や視空間認知を活性化できる課題を実施した。適宜，声かけやヒントを提示し，Ｉさんが失敗して意欲減退しないように誤りなし学習を心がけた。実施後，心理職や他の職種から励まし・賞賛を行い，介入自体が快適な刺激となるように配慮した。その後，20分ほどは自席で自主的な練習が可能となった。

●入所17〜19日目

夕方，グループ回想法を実施。活動前は不安な顔が見られるも，活動開始とともに回想刺激への集中は持続。「チューリップ，きれい」「昔，流しそうめん食べた」と問いかけにも適切に回答。活動中に立ち上がりや帰宅願望は見られない。

●入所20〜28日目

回想法前に，同じく認知症で帰宅願望の出やすい女性利用者2名（J氏，K氏）と一緒に洗濯物畳みなどの生活リハを導入。心理職が手伝いながら利用者同士の会話や関係を促進。回想法時にも隣同士に配席し，お互いに関心が向き，会話できるように促進。「あなた，どこの出身？」「この歌，知ってる？」など，共通の話題で笑顔。回を重ねるごとに自発的な会話や利用者間での相互のやりとりが増加。

●入所29〜39日目

J氏，K氏と普段より一緒に過ごす時間が増加。回想法時，Iさんより他の利用者に「J氏はf県の出身ね」「K氏の孫は元気か？」など，自分以外のエピソードを記銘・保持・想起できる場面が頻回に見られる。

●入所40日目

グループ回想法後の夕食前，職員は引き継ぎや夕食の準備で忙しい。そんななか，他の利用者が天気を気にして，カーテンを開けると夕暮れ症候群の導入刺激となって，Iさんの帰宅願望を誘発してしまう。Iさんが「家に小学生の息子がいる。夕飯をつくりに帰らないと」と帰宅願望が出現。そのとき，J氏，K氏より『誰かは家にいるから大丈夫』『息子さん，しっかりしてるよ』『私も泊まるから，今日は泊まろうよ』など，利用者同士でIさんに安心できる声かけがされ，帰宅願望が緩和された。心理職も安心できる声かけをすると「みんないるから大丈夫」「ここは家でも病院でもないけど，居心地は悪くないな」「身の回りのことをしてくれるから安心」と帰宅願望は消失し，J氏，K氏と談笑し夕食を迎えることができた。

HDS-RとDBDを再評価。HDS-Rでは合計点は11点（介入前の5点から6点の改善）で認知症レベルは中〜重度であった。課題別に見ると見当識

2点，3単語記銘3点，引き算1点，逆唱1点，遅延再生1点，5物品記銘3点となり，記憶，見当識，注意でやや改善が見られた。DBDでも合計点は20点（介入前の54点から34点の改善）で，特に「同じことを何度も何度も聞く」「やたらに歩き回る」「口汚くののしる」「世話をされるのを拒否する」が軽減された。立ち上がりや帰宅願望などでBPSDの頻度が減少し，介入前と比較して改善が見られた。骨折した左手首の回復も順調で，夜間のBPSDも減少したため，以降はグループ回想法を継続し，経過観察となった。

7.7　まとめ

高齢者福祉領域での心理学的支援として，介護施設における事例を通じて解説を行った。本章における3つの要点を以下に記す。

7.7.1　本人の視点を理解する

アルツハイマー型認知症と**血管性認知症**のBPSDの出現頻度を比較した研究では，アルツハイマー型認知症では妄想や異常行動が多いことが報告されている（Ikeda et al., 2004）。本事例のようにフロアでの「夫がいる」「職場の同僚がいる」といった発言を精神異常という言葉で終わらせず，環境への不適応による不安や緊張，見当識の低下における誤認，なじみの愛着対象を周囲の関係のなかで探す探索行動など，利用者本人の視点でその心理や行動の背景を理解しようとすることが大切である。

7.7.2　生活行為の視点を理解する

介護現場の利用者は食事や排泄などの生活行為に介助を要する人ばかりである。そのため，心理職も生活行為という目に見えるものをテーマにして関わることが大切である。それは利用者本人の困り事でもあり，介護やリハビリなど他の職種との共通の支援目標でもある。「心理職は心理学的支援のみが専門だから……」と支援の窓口を狭義のままで閉じることなく，生活行為を理解し，共に関わることが多職種連携のコツでもある。

7.7.3　使える資源を活用する

介護職員の人材不足のなか，介護職が利用者一人ずつに潤沢な会話時間を割くことは難しい。そのため，介護場面における利用者とのコミュニケーションという側面で心理職の果たせる役割は大きいであろう。一方で，深夜の夜勤帯，入浴や排泄場面の様子，家族とのやりとりなどは心理職が直接介入することは難しい。そのため，職員への聴き取りや記録の整理を行うことで，客観的に情報を整理できる。さらに，その情報のなかに生活歴や仕事歴の詳細，気になる会話のやりとりなど，心理職として気にかかる追加情報や，面接や回想法などの介入に活用できる要素が含まれている。それらを専門職として，利用者や他の職種に還元することが大切である。

心理職において，介護施設での働き方や立場は知られていない部分が多い。そのため，学生のときに心理職が働くフィールドとして意識することすら難しく，介護施設で働くビジョンを持つことはなおさら困難であろう。しかし，超高齢社会において，介護を受けざるを得ない高齢者は増加し，事例のように高齢者福祉の現場で働く他の職種も心理職の参画と協働を求めており，潜在的ニーズは確実にある。一人でも多くの学生や心理職の人に介護施設での働き方に興味を持ってもらい，共に高齢者を支えていける社会へと変えていきたい。

【引用文献】

Bandura, A.(Ed.) (1995). *Self-Efficacy in Changing Society*. Cambridge University Press.

Ikeda, M., Fukuhara, R., Shigenobu, K., ... Tanabe, H. (2004). Dementia associated mental and behavioural disturbances in elderly people in the community: Findings from the first Nakayama study. *Journal of Neurology, Neurosurgery, and Psychiatry, 75*, 146–148.

介護労働安定センター　(2017). 平成 28 年度介護労働実態調査（特別調査）介護労働者のストレスに関する調査報告書.

川口 裕見・佐藤 眞一　(2002). 痴呆性高齢者の認知能力の他者評価に関する研究. 高齢者のケアと行動科学, *8*, 37–45.

桑田 直弥　(2020a). イラストで見る潤脳チャレンジ認知症実践介護：援助職のための脳が潤う高齢者ケア. 福村出版.

桑田 直弥　(2020b). 認知症予防の実践から. 日本認知症ケア学会誌, *18*(4), 753–761.

厚生労働省　(2002). 国際生活機能分類：国際障害分類改訂版（日本語版）. https://www.mhlw.go.jp/houdou/2002/08/h0805-1.html（2022/12/1 確認）

厚生労働省　(2021). 第８期介護保険事業計画に基づく介護職員の必要数について.
https://www.mhlw.go.jp/stf/houdou/0000207323_00005.html (2023/2/21 確認)

Mallidou, A. A., Cummings, G. G., Schalm, C., & Estabrooks, C. A. (2013). Health care aides use of time in a residential long-term care unit: A time and motion study. International *Journal of Nursing Studies, 50,* 1229–1239.

Meiland, F. J. M., Kat, M. G., van Tilburg, W., ... Dröes, R-M. (2005). The emotional impact of psychiatric symptoms in dementia on partner caregivers: Do caregiver, patient, and situation characteristics make a difference? *Alzheimer Disease and Associated Disorders, 19*(4), 195–201.

宮村 季浩　(2016). 認知症の人の生活上の困難さについての認知症の人と家族介護者の認識の違い. 日本公衆衛生雑誌, *63*(4), 202–208.

日本公認心理師協会　(2021). 公認心理師の活動状況等に関する調査（厚生労働省令和２年度障害者総合福祉推進事業).
https://www.mhlw.go.jp/content/12200000/000798636.pdf (2022/12/1 確認)

日本臨床心理士会　(2016). 第７回臨床心理士の動向調査報告.

認知症介護研究・研修東京センター　(2000). センター方式シート.
http://itsu-doko.net/download/sheets.pdf (2022/12/1 確認)

認知症介護研究・研修東京センター　(2011). ひもときテキスト改訂版：Ⅱひもときシートとは.
https://www.dcnet.gr.jp/retrieve/download/pdf/2text.pdf (2022/12/1 確認)

認知症の人と家族の会　(2017). 電話相談事業報告書（平成 28 年度キリン福祉財団 計画事業助成：中間報告). pp. 32–55.

大谷 明弘・山﨑 きよ子・林 典生　(2017). 認知症者の要介護度と介護時間および介護負担感の関係性に関する研究：A 県 B 市 C 介護老人保健施設の場合. 九州社会福祉学, *13,* 29–41.

Reuter-Lorenz, P. A., & Cappell, K. A. (2008). Neurocognitive aging and the compensation hypothesis. *Current Directions in Psychological Science, 17,* 177–182.

佐藤 眞一　(2000). 情景画課題を用いた老年期痴呆患者における状況認知の特徴およびその精神症状・異常行動との関連. 明治学院大学心理学紀要, *10,* 17–28.

菅沼 真由美・佐藤 みつ子　(2011). 認知症高齢者の家族介護者の介護評価と対処方法. 日本看護研究学会雑誌, *34*(5), 41–49.

山口 晴保・中島 智子・内田 成香・…・高玉 真光　(2017). 認知症疾患医療センター外来での DBD スケールによる行動障害評価の検討. *Dementia Japan, 31,* 389–397.

第8章

認知症支援のアウトリーチ活動

松田 千広・瀬川 千尋

8.1　地域における認知症の心理学的支援

認知症支援に関わるとき，その人が日常をどう過ごし，どのような環境や地域で暮らしているのか考えることは，よい支援のための鍵となる。認知症に関する困り事を持つすべての人が，自力で医療機関につながり，支援を得られるわけではない。地域には情報を持っていない，あるいは必要な情報を得ていてもさまざまな要因から支援が届かない人たちもいる。アウトリーチは，何らかの理由から自らつながることが困難な人に対して，自宅などに出向く訪問支援を主とする相談援助につなげるための取り組みである。さらに，**認知症施策推進大綱**（認知症施策推進関係閣僚会議，2019）で強調される「**共生と予防**」の観点からは，認知症の本人やその家族だけでなくすべての人に対しても，認知症についての情報を得られ，考えることのできる場が，地域社会全体に開かれていることが望ましい。地域での心理臨床の具体的な例としては**認知症初期集中支援チーム**，**認知症カフェ**，**地域包括支援センター**における心理職による相談，市民や家族介護者向けの講座の開催などが挙げられる。本章では訪問型の取り組みとして認知症初期集中支援チーム，地域社会全体に対する開かれた場における心理学的支援の取り組みとして認知症カフェの事例を示す。

8.1.1　認知症初期集中支援チーム

認知症初期集中支援チームとは，複数の専門職からなる「認知症が疑われる人や認知症の人及びその家族を訪問し，アセスメント，家族支援等の初期の支援を包括的・集中的に行い，自立生活のサポートを行うチーム」（国立長寿医療センター，2021）で，**地域包括ケアシステム**の体制構築には必須とされる。認知症初期集中支援チームの「初期」は，①認知症の発症後の早期段階としての意味だけでなく，②認知症の人への関わりの初期（ファーストタッチ）という意味を持ち，対象者はこれまで医療や介護との接触がなかった人も含まれる。また，期間としてはおおむね６か月を目安として集中的に介入し，介護や医療につながることを目指す。認知症の初期段階での介入を想定した早期発見・早期対応を目指した事業であるものの，実態としては困難ケースと呼ばれる，介入に難航する事例も多く扱う。チーム員は医師や看護師，精神保健福祉士など多種多様な専門職種，かつ，認知症ケアや在宅ケアの実務・相談業務などに３年以上携わった経験がある者から２名以上で構成される。心理職は要件に明記されていないが，現場からのニーズにより配置されているチームもある。筆者らの関わるチームでは当初から心理職が配置され，認知機能障害と生活障害を包括的に評価できるDASC-21，認知症の行動・心理症状（BPSD）を鋭敏に感知できる評価尺度である認知症行動障害尺度（DBD13），介護負担の評価尺度であるZarit介護負担尺度（J-ZBI_8）といったツールの結果の解釈，対象者に対する心理検査の実施，認知症高齢者の日常生活を支える重要な担い手である家族介護者に対する心理学的支援などを担っている。

8.1.2　認知症カフェ

認知症カフェとは認知症の本人とその家族，支援者や市民が，垣根を越えて情報交換や交流をする場のことである。日本の認知症カフェは，①情報提供や学びを主たる目的としたタイプ，②居場所を主たる目的としたタイプ，③家族と本人のピアサポートを主たる目的としたタイプがあるとされる（国立長寿医療センター，2021）。日本には認知症カフェに関する実施運営の基準が存在せず，さまざまな運営団体が多様な形で開催している。また，効果としては情動安定・介護負担感の軽減・学びの場などが挙げられ，本人・家族・地域住民・専門職それぞれにとって意義があると報告されている（認知症介護研究・研修仙台センター，2017）。筆者らの運営する認知症カフェには多くの専門職が関与し，心理職（公認心理師・臨床心理士）もその一員として参加している。一見どの職種も同じような関わりに見えるが，例えば心理職は集団力動を扱う技能をもって枠を守り，必要時には介護負担感などのメンタルヘルスに関する情報を提供する，といった役割を担う。また，多職種から構成されるチームの運営も，心理職が中心となって行っている。

8.2　認知症初期集中支援チームにおける心理学的支援

ここでは，認知症初期集中支援チームのなかで，心理職がどのように院内外で他の職種と連携をとりながら専門性を発揮し心理学的支援を提供していくかについて事例を通して概説する。なお，本事例において心理職は，認知症疾患医療センター（以下，g 病院）で常勤の公認心理師・臨床心理士（以下，心理職）として勤務し，院内の認知症初期集中支援チームにチーム員として所属していた。

8.2.1　事例の概要

対象者のＬさんは 79 歳女性。キーパーソンである次女より，Ｘ年 12 月 10 日に地域包括支援センター（以下，支援センター）への相談に至った事例である。相談時において，Ｌさんの生活状況は h 市の一戸建てに独居であった。Ｌさんは 4 人同胞の末子として出生。最終学歴は短期大学で，卒業後はデパートに勤め，25 歳で結婚を機に退職。以後は専業主婦となり，夫との間に長女・次女の 2 子をもうけた。自宅では義母と同居し，義母の終末期には献身的に介護を行い自宅で看取った経験がある。地域のボランティア活動にも積極的に参加するなど，人のために何かを行うことをいとわない性格であった。夫は電機会社に勤め，仕事熱心な人物であったが，定年退職後に肺がんが発覚し，15 年前に死去。以降，Ｌさんは独居生活となった。

長女は結婚後，夫の海外赴任に伴い海外へ移住してから実家へは数えるほどしか帰っていない。

Ｘ年 10 月に次女が久しぶりにＬさん宅へ訪問した際，部屋の掃除はされておらず，ゴミ出しもほとんどできていない様子であったほか，入浴もここしばらくした形跡が見られないような状況であった。冷蔵庫には弁当や総菜が入っており，買い物には行けていたようだが，賞味期限の切れたものが大半を占めていた。この状況に戸惑った次女は，Ｌさんを次女宅へ一時的に呼び寄せるも，「迷惑をかけたくない，帰りたい」と大声を上げる，入浴や食事を拒否するといった様子が見られ，とうとう手に負えない状況となり，呼び寄せてから３日でＬさんはｈ市の自宅へ戻ることとなった。元来，Ｌさんは世話好きである一方で自分が世話をされることには抵抗感を抱く側面があった。その後，次女は相談日に至るまで，電車とバスで往復２時間半をかけ，週に２回のＬさん宅への訪問を継続し，買い物・掃除・食事の準備などの本人支援を行っていた。そのようななかで今後の対応に困っていたところ，支援センターのチラシを見て相談に至った。

8.2.2　事例の経過

(1) 地域包括支援センターによる対象者の把握・選定

Ｘ年 12 月 10 日，次女が支援センターに来所し，支援センターの職員が上記の相談経緯や基本的な情報について聴き取りを行った。Ｌさんの障害高齢者の日常生活自立度は自立，認知症高齢者の日常生活自立度はⅡb に相当した。介護保険は未申請であった。これまで取り立てて大きな既往歴はなかったが，Ｘ−１年 10 月にｉ病院で健康診断を受けた際に，頭部 MRI の結果からアルツハイマー型認知症の疑いを指摘され，詳細な検査を受けることを勧められていた。ただし，この健康診断に当たってはＬさんの拒否が強く，次女が「私も健康診断を受けるから一緒に来て」と頼み込んだ末にようやく受診することができており，その後の再診・精査には至っていない。

次女の情報提供により行った DASC-21 は合計 52 点となり，近時記憶・時間と場所の見当識・問題解決のほか，食事の準備や服薬管理といった家庭内の**手段的日常生活動作**（IADL）の一部の障害がうかがえた。また，DBD13 は 23 点となり，記憶障害や取り繕い，介護拒否といった項目が「常にある」と回答された。

以上の情報提供を受けた翌週，支援センター職員がＬさん宅へ訪問すると，Ｌさんは支援センター職員が自宅に入ることを拒否し，玄関から顔のみのぞかせて門扉越しに話す形となった。しかし，Ｌさんは表情こそ穏やかではあったものの，「話はないです」「私は大丈夫だから」と繰り返すにとどまり，生活状況の確認には至らなかった。そこで，支援センター職員は，独居生活で受診拒否・介護拒否が見られ，介入の難しい困難事例に該当すると判断し，認知症初期集中支援チームの対象として本事例を選定するに至った。

(2) 担当の医療機関への情報提供

X年12月21日，認知症初期集中支援チーム員会議（以下，チーム員会議）が開催され，支援センターより新規事例として上記の基本情報が報告された。会議には，支援センターの職員のほかに，市役所職員，g病院より医師・認知症看護認定看護師（以下，認定看護師）・精神保健福祉士・心理職・理学療法士が参加した。心理職は，基本情報やDASC-21の結果より，Lさんの認知機能障害が中等度相当と予測される旨を報告した。Lさんの認知症医療・介護・支援に対する考えはいずれも拒否的と考えられた。一方で家族に関しては，少なくとも次女の認知症医療・介護に対する考えは協力的と考えられた。今後の支援方針としては，専門医受診につなげ，介護保険の申請を行っていくことのほか，次女の介護負担が推察されることから，家族支援の必要性が挙げられた。Lさんの生活支援に関しては，今後訪問により生活障害の有無を確認した上で目標の設定を行っていく方針となった。

8.2.3　課題の分析

(1) 心理職による見立て

これまでの情報をもとに，チーム員である心理職は，以下のように見立てた。

DASC-21やDBD13の結果から，Lさんの認知機能障害は中等度相当と考えられ，見当識障害や近時記憶障害が主に目立つことからは，アルツハイマー型認知症などの変性疾患が疑われた。日常生活は次女による支援もあり何とか自立しているようだが，IADLの低下も見られており，健康状態や生活状況についての専門家による情報収集が望まれる。各尺度やこれまでの情報より，介護拒否が強い点がLさんの特徴である。その背景には，元来の性格による他者の手を借りることへの抵抗感があるようであった。Lさん自身の今後の生活に対する希望については今後確認していきたい。また，主たる介護者である次女は定期的な訪問を継続するなど献身的な側面がうかがえるが，Ｌさんの介護拒否や，家庭を持ちながらの頻回な訪問などによる負担感が推察され，家族負担についても今後確認が必要であると考えられた。

(2) 院内チーム員でのケースカンファレンス

Ｘ年 12 月 27 日にｇ病院のチーム員によるケースカンファレンスが開催された。これまでに得られた情報から，Ｌさんは拒否が強いため，何度か訪問を重ねることで信頼関係を構築していく必要があるだろうという意見が挙げられた。また，心理職からはキーパーソンである次女の負担感への配慮の必要性について触れ，介入に当たっては次女を含めた事前のミーティングを行った後にＬさん宅への訪問を図っていくこととした。

8.2.4　心理学的支援のプラン

(1) 家族への支援の実施

Ｘ+１年１月 15 日，支援センターにて次女との面談を行った。支援センターからは職員１名，ｇ病院からは認定看護師・心理職・理学療法士が面談に参加した。

来所時，次女の表情は硬く不安げな様子がうかがわれ，チーム員は次女の困り事について尋ね，傾聴を行った。次女によると，ＬさんはＸ−３年ごろより物忘れが目立つようになり，同時期より自宅に人が来るのを嫌がるようになった。また，もともと買い物や友人付き合いで外出することを好んでいたが，徐々に引きこもりがちになっていったという。最近では自宅で手帳を繰り返し手に取っては確認しており，Ｌさん自身も機能低下への不安を感じているようであった。普段，Ｌさんは次女との間で喧嘩もなく，滅多に怒ることもなかったが，このところ，次女が冷蔵庫の中身を整理しようとしたり，病院受診の話を持ち出したりすると拒否的な態度が見られるという。

相談者である次女自身は，専業主婦であり，一人息子は反抗期の只中で，家庭内での負担も大きいことがうかがえた。Ｌさんへは訪問しない日も毎日電話しており，対応に苦心しながらも，このまま在宅での生活を続けたいであろうＬさんの気持ちを考えるとつらいと涙ながらに語った。また，Ｌさんが嫌がることは自分にはできないと言い，Ｌさんから拒否的な態度が見られると引いてしまい何もできなくなってしまうと話した。

話を聴いたチーム員は，次女の労をねぎらい，今後は認知症初期集中支援チームをはじめ，専門家に頼って支援を受けることが望ましいことを伝えた。また，次女は困り事を一人で抱えがちな側面があるため，認知症やその対応などについての心理教育が有効となるであろうと考えられ，認定看護師より認知症や認知症高齢者への対応方法についての説明を行った。

今後の初回訪問に向けては，Ｌさんの拒否への対応として，次女がＬさん宅へ訪問しているタイミングで，次女からの依頼であることは伏せつつ，高齢者の健康チェック・見回りと称して訪問を試みていく方針となった。面談終了時には，次女の表情には安堵の色がうかがえた。

(2) チーム員による家庭訪問

次女との面談の後，参加した認定看護師・心理職・理学療法士で今後の支援に向けての打ち合わせを行った。初回訪問では認定看護師と理学療法士でＬさんの健康状態と生活状況の確認を行い，その後の訪問で心理職によるＬさんの認知機能アセスメントと次女の負担感のフォローアップを行っていくこととした。

X＋1年1月25日，g病院の認定看護師・理学療法士と支援センター職員1名が初回訪問を行った。インターホンを鳴らすと，Ｌさんと次女が玄関より姿を見せた。Ｌさんは「今日は忙しいからまたにしてくれない」と訪問を断るも，次女の説得で自宅内へ入ることができた。Ｌさんは化粧をして髪も整っており，次女が買い与えたものではあるが季節に合った装いをしていた。体臭はややあり，しばらく入浴できていないようであった。歩行はスムーズであり基本的な日常生活動作は保たれていたが，リモコンは使えずテレビやエアコンはコンセントを直に抜き差しして使用しており，IADLの低下がうかがえた。体温と血圧は高く，つまんだ皮膚の戻りが遅いことから，脱水傾向が疑われた。健康診断を勧めるも，「ばかは風邪ひかないから大丈夫」と繰り返し，終始拒否的であった。

X＋1年2月16日，2回目の訪問では，前回の訪問メンバーの理学療法士に代わって心理職が加わった。Ｌさんは「今日はゆっくりしたいのよ」と再度訪問を断るも，次女の説得で入ることができた。今回は心理職がリビングでＬさんの面談を，認定看護師がダイニングで次女の面談を分かれて行った。Ｌさんに話の繰り返しは目立つものの，遠隔記憶は保たれている様子が見られ，かつては着飾って買い物に行くことが好きであったことや，華道をたしなんでいたことなどが語られた。華道の話題をきっかけにさり気なく通所のサービスを勧めるも「外に出るのは怖い」と話した。また「病院は大嫌いなの」と言い，受診への拒否的な態度は前回から変わりがなかった。傾聴することで徐々に打ち解けた様子があり，Ｌさんの同意を得た上で心理職が**改訂長谷川式簡易知能評価スケール（HDS-R）**を実施したところ，11/30点となった。遅延再生課題は1/6点。見当識・近時記憶・語の流暢性の低下が見られ，中等度相当の認知機能障害がうかがえた。認定看護師は次女の困り事を傾聴し，実際に冷蔵庫を一緒に片づけるなどの支援や心理教育を行った。また，支援センター職員より次女へ介護保険サービスの説明を行った。今後は受診と介護保険申請という目標に向け，Ｌさんが外出に慣れていけるよう，次女の協力を得ていく方針となった。チーム員の帰り際には，Ｌさんより「もう来ないでください」と声かけがあった。

Ｘ+１年３月５日，前回と同様の訪問メンバーで３度目の訪問を行った。今回はＬさんの面談を認定看護師が，次女の面談を心理職が行った。心理職が次女にJ-ZBI_8を実施すると，23点となり高い介護負担感がうかがえ，Ｌさんのことが常に気がかりで自身の生活が後回しになっていることが涙ながらに語られた。ただし，認知症初期集中支援チームの介入を機に少しずつではあるが前向きな気持ちになれているとも話した。Ｌさんの手は冷え切っており，認定看護師がさすって温めると，「こんなことしてもらったのは初めて」と表情を緩ませる様子が見られた。病院受診ついて尋ねると，「行かなきゃと思いながらも機会を逃した」との話が聞かれた。前回までに比し拒否的な態度が緩和された印象があったため，その場でｇ病院の受診予約を行い，当日は支援センター職員の付き添い支援を得ることとした。帰り際にチーム員がＬさんへまた訪問してよいか尋ねると，「たまににしてください」との言葉が聞かれ，訪問にも徐々に慣れてきている様子がうかがえた。

8.2.5　介入の結果および効果の評価

（1）受診支援

３回目の訪問の数日後，次女よりｇ病院に連絡があり，受診に向けて準備をしているとの報告があった。また，以前に比べLさんへうまく対応できるようになり，気持ちが楽になったとも話した。そしてX+1年3月21日，予定通りLさんは支援センター職員の付き添いのもと，次女と共にg病院を受診した。MRIでは海馬の萎縮と陳旧性脳梗塞が疑われた。また，心理検査では取り繕いが目立つが拒否はなく，MMSEは14点，日本語版COGNISTATは61点となり，見当識・近時記憶・構成・計算・抽象的思考力の低下が示された。以上の結果より，主治医からLさんと次女へ中等度の混合型認知症との診断が告知され，投薬治療が開始された。

(2) 支援終了後の結果（モニタリング）

受診後，介護保険申請がなされ，要介護1の認定が下りた。X+1年5月にケアマネジャーが紹介され，同月からLさんは週1回のデイサービスの利用を開始した。他の利用者との関係性は良好で，同年7月からは利用回数を週3回へ増やした。月に1度のg病院への通院も継続できている。次女は2週に1度ほどの訪問を継続し，ゴミ出しや買い物，食事準備などを行っている。今後はヘルパーの導入を検討し，次女の負担をさらに減らしていく方針となった。上記の経過が，X+1年8月に開催されたチーム員会議にて支援センターより報告され，本事例への認知症初期集中支援チームの介入は終了することとなった。

(3) 評　価

本事例は，拒否の強いLさんに対し，訪問を重ねることで関係性を構築し，Lさんの「本当は出かけたいが機能低下による不安があり出かけられない」という気持ちに寄り添い，家族との連携を図って支援を行った例である。また，本事例では家族の機能のアセスメントや負担感へのアプローチが鍵となっており，心理職がアセスメントを他の職種と共有し，連携を図ることで丁寧な家族支援につなげることができた。

8.2.6 考　察

本事例において心理職は，支援センターから得た基本情報や各尺度の結果などの事前情報をもとにLさんの認知機能や家族の負担感などについての見立てを行い，会議やカンファレンスの場を通してチームの他の職種や他の機関へ共有した。また，訪問や面談を通して本人・家族の思いの傾聴や，検査や尺度によるアセスメントの実施を行った。筆者が所属する認知症初期集中支援チームでは，心理職は必ずしもすべての事例に訪問メンバーとして参加するわけではなく，訪問時に本人の認知機能のアセスメントが望まれる場合，家族の負担感が強く傾聴や心理教育が有効と考えられる場合などに訪問メンバーに加わることが多い。また本事例がそうであったように，認知症初期集中支援チームにおける心理職の役割は，単独での支援というよりも他の職種との連携・協働が主である。院内のみならず，支援センターや市役所といった他の機関との連携も求められるアウトリーチの現場において，心理職が多様な関係者からなるチームの力動にも目を向けながら関係者同士の調整やエンパワメントを行う視点を持つことも，直接的な支援とは異なるが，要支援者への円滑な支援の実施に寄与することになるだろう。

このように，生活史や家族歴などの情報から認知機能や家族の負担をアセスメントすること・検査などによるアセスメントを他の職種に分かりやすく共有すること・要支援者の気持ちに寄り添い話を聴くこと・支援者同士の力動にも目を向け支援者間の調整を行うことなどの，心理職が強みとする専門性が認知症初期集中支援チームにおける支援で役立つ場面は大いにあると考えられる。

しかしながら，現時点で認知症初期集中支援チームに心理職の配置は必須とはなっておらず，実際に心理職がチームに参入している例も少ない現状がある（日本公認心理師協会，2021）。今後は，認知症初期集中支援チームにおける心理職の活動実績の精査や評価を行っていくことなどを通し，心理職の活躍の場としてさらなる発展が望まれる。

8.3　認知症カフェにおける心理学的支援

ここでは，地域に開かれた認知症カフェにおける，家族介護者に対する心理学的支援の一例を示す。医療的な介入・介護保険サービスの利用とは異なる枠組みにおいて，認知症カフェはどのような役割を担っているか，事例を通して紹介する。

8.3.1　事例の概要

夫を介護する70代女性Mさんの事例である。Mさんは専業主婦として多忙な夫を支え，3人の子を育てた。夫婦仲は良好であり，夫の退職後，これから老後を楽しもうとしていた矢先，X－2年3月に夫がアルツハイマー型認知症と診断された。これまで子育てや家事はMさん，契約関係や家計管理は夫が担っており，Mさんは銀行のカードや通帳がどこにあるかさえも知らなかったため，診断後は精神的な受け入れがたさに加え，実生活への影響が大きかった。夫は初診時に改訂長谷川式簡易知能評価スケール（HDS-R）が16/30点で，介護保険申請の結果は要介護1であった。デイサービスを勧められるも「年寄りばかりで自分が行くところではない」と拒否し，なかなか利用につながらなかった。X－1年，夫は徐々に症状が進行し，著しい記憶障害により数分おきに同じことを聞くため，Mさんは日々の対応に疲弊。ようやく使い始めたデイサービスやショートステイなどに対しても拒否が激しく，利用中もMさんへの頻回な電話があったり，一人で帰ってきてしまったりと，気が休まらない状態であった。同時期，徘徊が始まり昼夜問わず家を出て行ってしまい，それを追いかけるためにゆっくりと睡眠をとることもかなわなかった。Mさんの負担は大きく，体重も10 kgほど減っていた。子どもたちは皆遠方で頼りづらかったが，ケアマネジャーやデイサービスなどの施設職員は非常に協力的で，相談しながら何とか在宅介護を続けていた。

8.3.2　事例の経過

(1)　認知症カフェに参加するまで――家族会での様子

X年5月，Mさんは支援者からの勧めで認知症疾患医療センターの家族会へ参加した際，これまでの大変さや現状の受け入れがたさを語った。家族会の初回参加時は「自分のことでいっぱいいっぱいだが，どうにか在宅でやっていけないかと思っている」「すべて夫に頼り切りだったから，今度は自分が頑張らなければと思うが，気持ちを切り替えられない」など，話し出すと止まらず，他の参加者が話せないほどであった。ただし，自身の語りを受容的に聞いてもらうことで少しずつ落ち着く様子も見られた。2回目参加時は他の参加者の話を熱心に聞き，「みなさん素晴らしい。忍耐力がすごい」と感嘆する場面が見られ，3回目参加時は「夫はどこまで理解できているのか分からない」「結局家族のことだから理解してもらえないし，周りは関わりたくないのだと思う」と憤る一方で，「それでも助けてくれる人，応援してくれる人はたくさんいるはず」と前向きな態度も見せた。

(2) 認知症カフェの導入経緯

参加した家族会では，専門職による講義がメインで交流時間は限られていたこと，Mさんは専門職からの助言よりも同じ立場である家族介護者による体験談のほうが受け止めやすい様子だったことから，X 年 11 月，家族会を担当した心理職から認知症カフェを提案し，参加につながった。

8.3.3 課題の分析——心理職による見立て

これまで家庭の大黒柱であった夫が予期せず認知症となったことで，Mさんの生活は一変し，介護中心の日々となった。刻々と認知症が進行していく夫を必死で介護しながら，診断から 1 年が経過してもなお，混乱のなかにいる状態であった。ケアマネジャーやデイサービスの職員が協力的であったとしても，あくまでも「夫」が支援の中心であり，Mさん自身の戸惑いやショックが十分に受けとめられることはなかったのであろう。「認知症の専門医療機関を受診し診断を受けている」「抗認知症薬での治療が開始されている」「介護保険サービスの利用ができている」というように環境を客観的に捉えると，一見順調に進んでいるように見えるが，Mさん自身の心理的な側面においては，回復のプロセスが進んでいない状態にあると考えられた。また，ストレス対処スキルや介護に関する知識が乏しいことによる BPSD の増悪，身体的・精神的な介護負担の増加といった悪循環が推測され，Mさん自身が体重の減少や不安焦燥感など，心身の健康に支障を来している状態であった。一方で，パーソナリティとしては，ケアマネジャーに相談をしたり，家族会に参加したりと支援を受け取る力や意欲があること，家族会の様子からは元来社交的で対人交流を好むほうであることが推測された。これらのことから，一人で抱えず，適切にヘルプサインが出せること，周囲のサポート資源を活用できるようになることで，Mさん自身が希望する介護の継続につながると考えられた。

8.3.4　心理学的支援のプラン

(1) 認知症カフェの構造

Mさんが参加したのは，毎月1回，地域で行われている認知症疾患医療センターが運営する認知症カフェである。特別なプログラムはなく，自己紹介後に参加者が話したいトピックスや疑問点，日頃の介護で迷っていることについて語る，といったシンプルな構造である。日頃から認知症医療やケアに関わっている心理職，精神保健福祉士，看護師，薬剤師らが聞き手となって安全な場を守るなか，参加者同士の活発な交流，専門職からの情報提供が行われている（松田，2022）。

(2) 心理職同士の連携と対象者に合わせた介入時の工夫

Mさんの参加に当たっては，家族会と認知症カフェを担当する心理職間で事前に情報伝達を行い，背景情報のほか，語ることで心理的な回復につながる可能性があることを共有した。その上で，運営する他の職種にも前述の見立てを伝え，時間をかけて関わる必要性について共通の認識を得た。初回参加時には心理職がMさんの隣で参加して受けとめ，適宜，他の職種からの助言や，立場の近い家族介護者と交流できるよう，席順に配慮した。

8.3.5　介入の結果および効果の評価

X年11月，認知症カフェの初回参加時，夫からの電話が頻繁に鳴り，ため息をつく。「昔は優しく元気だった夫が変わってしまった」と繰り返し，参加者やスタッフが聞き手となる。途中で，Mさんと同じく在宅介護中の参加者がMさんと共通の困り事について話すと「同じ立場でないと分からないことが多い」と共感を示し，終了時には「今日は話せてよかった」と明るい表情を見せ，その後も毎回のように参加するようになった。

X+1年，夫が夜中に出て行ったきり帰ってこられなくなり，県をまたいだ先で保護された。けがをしていたことから，そのまま入院となり，Mさん自身は身体的な負担が軽くなった様子が見られ，認知症カフェのなかでこれまでの介護生活を振り返るようになった。また，「認知症になったのは本人のせいじゃない。格好をつけず，いろいろな人に相談するのがいい」と他の参加者に語りかけたり，行政が補助をしている介護グッズ（キーホルダーや

GPS 付きの靴）など自分が使って役立ったものを紹介したりと，自身の経験を他の参加者に伝える場面が見られるようになった。実質的な介護からは離れても「私にできることがあれば，支えになりたい。少しでも自分の経験が誰かの役に立てば」と，認知症カフェに熱心に参加した。

X＋2 年，夫は施設入所となった。それに伴い，M さんはこれまで 2 人で住んでいたマンションから，サービス付き高齢者向け住宅へ引っ越すことを決め，寂しさや大変さを認知症カフェのなじみの参加者に聞いてもらいながら新しい生活を始める決意を少しずつ固めていった。そして，「これまではすべて夫にやってもらい，一人では何もできなかった。今，自分を見つめ直す時間をもらっている」「夫が認知症になったおかげで今まで知らなかったことを知り，いろいろな人とつながることができた。夫からの贈り物だと思う」と語るまでになった。その後，認知症カフェで知り合った人とお茶を飲みながら個別の介護相談に乗ったり，住居近辺の支援センターとつながり，自分自身がコミュニティカフェの運営に携わったりと，地域活動に積極的に取り組みながら，新たな自分自身の居場所を見つけ，生活基盤を整え，前向きに人生を歩んでいる。

8.3.6　考　察

本事例で示したように，対象者の心理的なプロセスを理解して対応することのほか，他の職種にそれを共有することで支える環境を整えることも心理職の役割と言えるだろう。さまざまな職種が認知症カフェに参加することで，参加者である地域住民に対する幅広い支援の提供が可能になる。そのためにも，多職種連携は必須である。また，そのなかで心理職は，他の職種が各専門性を発揮しやすいような場づくりや，チームづくりを担うことが求められることもある。

人と出会い，安心して過ごせる枠組みのなかで語り，聴くことは，家族介護者の回復を支える必要な営みである。認知症カフェという安全が守られる場で自分のことを振り返り，語る機会は，回復のプロセスを支えるものと言える。医療や介護サービスにつながっていない人たちにも提供できる，地域における心理的な回復と生活への適応を支える取り組みには意義があり，今後増えていくことが期待される。

8.4　まとめ

地域における認知症の心理学的支援は，他の現場と同様に心理アセスメントや個別・集団に対する心理療法的介入を基本とするが，特に他の職種や機関との連携が欠かせないことは特徴と言えよう。心理検査や観察，対象者との対話をもとに認知機能，家族歴，生活史から総合的に行われる心理アセスメントは，生活の場である地域での臨床ではとりわけ有用で，心理職が大きく寄与できるものと思われる。その有用性を高め支援に生かしていくための具体的な方略として，なるべく心理学の専門用語を使わず，他の職種や機関に伝わりやすい言葉で，実際の生活や対人関係スタイルと照らしながら対象者の心理状態について説明ができることが肝要であろう。直接的に生活支援に携わる機会は少なくても，対象者の日常を支える他の職種や機関と連携することで，例えば支援方針の決定などに心理アセスメントを役立てることが可能となる。

他の職種や機関との連携においては，よりよい支援をしようという方向性は同じくしても，時に意見の相違が起きることがある。各々の専門性や役割の違い，立場や背景を相互に理解する意識を持ち，尊重する振る舞いは，そのようなときにも役立つ。それに関連することとして，専門職として互いの専門性に対する信頼関係が構築された，協働しやすいチームを運営していく，といった視点を持つことができるとよりよいだろう。

社会情勢を鑑みると，地域における心理学的支援のニーズは今後も増えていくことが想定される。心理職はそれに応えられる技術を身につけ，実践していく必要があるだろう。

【引用文献】

国立長寿医療センター　(2021)．2021年度認知症初期集中支援チーム員研修テキスト第3版．

日本公認心理師協会　(2021)．公認心理師の活動状況等に関する調査（厚生労働省令和2年度障害者総合福祉推進事業）．
https://www.mhlw.go.jp/content/12200000/000798636.pdf（2023/4/13確認）

松田 千広　(2022)．家族介護者に対するサイコソーシャルなアプローチの展開：認知症カフェにおける家族介護者支援．老年精神医学雑誌，*33*(4)，370–376．

認知症施策推進関係閣僚会議　(2019)．認知症施策推進大綱（令和元年6月18日）．
https://www.mhlw.go.jp/content/000522832.pdf（2023/4/13確認）

認知症介護研究・研修仙台センター　(2017). 認知症カフェの実態に関する調査研究事業報告書（平成 28 年度老人保健事業推進費等補助金老人保健健康増進等事業）. https://www.mhlw.go.jp/file/06-Seisakujouhou-12300000-Roukenkyoku/97_touhokuhukushi.pdf（2023/4/13 確認）

第9章

認知活性化療法の理論と実践

植田 裕吾・山中 克夫

9.1 認知活性化療法とは

9.1.1 認知的働きかけと認知活性化療法

認知的働きかけ（cognitive stimulation[*1]）は，「認知機能および社会機能を全般的に高めることを目的とし，集団による活動やディスカッションを行うこと」と定義され（山中他，2015a），認知機能のアセスメントに基づいた，低下領域に特化した学習課題を用いた専門性の高い訓練である認知トレーニングとは区別される。**認知活性化療法**（cognitive stimulation therapy; **CST**）は，ロンドン大学の Aimee Spector 博士のグループによって考案された，軽度から中等度レベルの認知症高齢者を対象とした包括的な認知的働きかけの代表的なプログラムである。全14セッションから構成された小集団で楽しみながら認知機能を活性化できるプログラムで，認知症高齢者に対するエビデンスに基づいた非薬物的アプローチである。CST は**パーソンセンタードケア**の考えを重視し，基本原則（表9.1）を厳守する必要がある。

＊1 cognitive stimulation は「認知刺激」という直訳が当てられることがある。しかし，cognitive stimulation therapy（CST）の目的は，題材をもとにスタッフが参加者の認知機能に働きかけ，それらを促す・活性化させることである。stimulation には「促す」「活性化させる」という意味もあることから，cognitive stimulation には「認知的働きかけ」，CST には「認知活性化療法」という訳語を当てた。

表 9.1
パーソンセンタードケアに基づく基本原則

1	「障害」ではなくその「人」そのものをみる：パーソンセンタードの考え
2	敬い尊重する心で接する
3	活動はスタッフではなく，参加者によって作られるもの
4	全員が参加できて一体感がもてるように心がける
5	グループの絆が深まるように努める
6	参加者自身が活動内容を選択できるように配慮する
7	まずは楽しんでもらう
8	知っているかどうかよりも，意見をうかがう姿勢
9	回想を重視する
10	さまざまな感覚に働きかける
11	見る，触る，感じることのできるものを常に準備しておく
12	参加者の能力を十分に発揮できるように努める

出典：山中・河野（2015）より著者作成

9.1.2　CST の歴史的・理論的背景

かつてイギリスでは，認知機能の改善や維持を目的としたアプローチは，**リアリティ・オリエンテーション**（reality orientation; RO）が主流であった。これは，現実認識が混乱している人々に対して，グループ活動やスタッフとの関わりを通じてそれらを理解してもらい，状況改善を図るアプローチである。有意な認知機能の改善は見られるが，認知症高齢者には精神的負担の大きさが問題視され，また機械的に認知症高齢者の現実認識を正そうとするアプローチであるという誤った認識が広がったことで，批判されることになった（山中他，2015a）。ロンドン大学の Spector らは 1990 年代後半に RO の改善，あるいはそれに代わるエビデンスに基づいたプログラムの開発に着手した。まず認知症の認知機能に効果のある心理社会的アプローチについてシステマティックレビューを行い，研究で用いられた題材をもとに，失敗が目立たないようゲームのように進められ，能動的参加を促す題材を用いたり，潜在的に学習できたり，思い出す手がかりを豊富にする工夫をプログラムに組み込んだ。また，RO の反省も生かし，認知症高齢者の「その人らしさ（personhood）」を大切にする，Kitwood のパーソンセンタードケアの理念に沿うことも重視した。こうしてエビデンスのある介入というだけでなく，セラピストの姿勢も含めたアプローチとしてCSTが誕生した。

9.1.3　認知活性化療法日本版の特徴

CSTはさまざまなプログラムが用意されているが，日本でなじみの薄い，あるいはあまり浸透しているとは言いがたいプログラムもあった。**認知活性化療法日本版**（**CST-J**）の開発では，日本人では気恥ずかしく感じるような互いの名前を呼び合うウォームアップを，リーダーを介して参加者同士が互いの名前などをさりげなく確認しながら覚えられる活動にし，内容もなじみのあるクイズにするなど，原版のよさを損なわないよう変更した（山中他，2015b）。以上のように，CST-Jは文化差の調整と予備介入を経て，また実施スタッフや研究協力機関の職員の意見が取り入れられ，臨床現場で導入しやすい活動として開発された。

9.1.4　エビデンスと国内外での広がり

CSTは多施設における大規模な無作為化比較試験にて，認知機能の改善が**生活の質**（**QOL**）の改善に影響を与えたことが示され，また，認知機能改善に関する効果量（治療必要数）が抗認知症薬と同等であったことから，イギリスの国立医療技術評価機構（National Institute for Health and Clinical Excellence; NICE）による推奨を受けた（山中他，2015a）。CST-Jは，シングルブラインドによる臨床比較試験において，認知機能の有意な得点上昇とフェイススケールによる気分面の改善が示された（山中他，2015b）。

CSTは現在36か国で翻訳・実施され，認知症高齢者への非薬物療法として世界的なスタンダードになりつつある（International Cognitive Stimulation Therapy（CST）Centre, n.d.）。

9.2　事例の概要

本章では，意欲が減退した後に**日常生活動作**（**ADL**）が低下し，さらには身体的愁訴を呈した70代前半の女性Nさんに対しCST-Jを実施したことで，それらの問題に加え，認知機能にも改善が見られた事例を紹介する。

9.2.1　基本情報

Ｎさんは中学校を卒業後，集団就職でｊ県に移り，そこで仕事をしながら夜間の服飾学校を卒業した。その後20代で結婚し，長女と長男の２人の子どもに恵まれ４人で生活をしていた。現在，長女と長男は結婚し，Ｎさんと同市内で所帯を持ち暮らしている。Ｎさん自身はＸ－１年に夫が急逝してからは独居生活を送っていた。子どもたちによれば，Ｎさんのもともとの性格は無口で家庭内であまり話すほうではなかったが，パートの仕事などを通じた交友関係を持ち，人間関係のトラブルはなかった。また，節約家で子どもたちの教育に関しても厳しかったという。

9.2.2　入院までの経過

Ｘ－３年ごろ，他界した実母の相続話を再び持ち出すなど，それまで見られなかった物忘れが見られるようになり，心配した長女が様子を見に行っていた。Ｘ－１年10月にそれまで本人を支えていた夫が急逝してからは，自宅はネズミが走り回っていて臭気が漂い，ごみ屋敷のような状態になった。また，小物入れがなくなっただけで警察に連絡することや，深夜に窓を叩く音がする，夫の葬儀に参列していない人を見た，などの幻覚・妄想様の話を頻繁にする様子が見られた。そして，その数か月後には大事な物がなくなっている，長女に通帳と印鑑を盗られた，長女にお金を狙われている，という物盗られ妄想様の話を毎日長男に電話してくるようになり，たまりかねた長男は本人を必死に説得し，神経内科クリニックの受診に至った。受診の結果，**改訂長谷川式簡易知能評価スケール（HDS-R）**では20/30点と認知機能低下が示され，さらに頭部MRI検査では側頭葉内側部および頭頂葉に顕著な萎縮を認めたことから，アルツハイマー型認知症と診断された。

その後，物盗られ妄想様の言動はエスカレートし，通帳が長女に盗まれお金が使い込まれている，と口論になり，２人で銀行窓口まで行き，そのような事実がないことを確認しても納得はしなかった。さらに長女は毎日Ｎさん宅に訪ね，抗認知症薬の貼り替えを試みるも拒み続けられていた。

精神的な限界を感じた長女は，やっとの思いで地域包括支援センターに相談したところ，そこで精神科受診を勧められた。長女と長男で皆が迷惑していることや，自分たちも疲弊していることを伝えると，Ｎさんはいったん受診を受け入れてくれたが，受診日の朝，Ｎさんは話を聞いていないと言い，どこかに連れ去られるという懸念から警察へ通報した。来訪した警察官に子どもたちが事情を説明すると，警察官は病院まで同行してくれた。診察では主治医が入院治療の必要性の説明をしたがＮさんは納得せず，待合室に飛び出し，待機していた警察官に助けを求め，興奮状態になり，医療保護入院となった。

9.3　事例の経過

9.3.1　精神科一般病棟での生活の様子

すぐに抗精神病薬と抗認知症薬による治療が開始されたが，初日は看護師にかみつこうとするなどの抵抗が見られたため，隔離室での対応となった。しかし，その翌日には服薬を拒む場合などで口調が強いことはあるが，易怒性や興奮は徐々に収まっていった。さらに数日後の診察では，「環境が分かってきたから少し落ち着いてきた」と本人が語っていた。その後，長女への物盗られ妄想は残存するも薬物治療の効果が見られ，激しい易怒性や興奮は２週間ほどで消失し，落ち着きを取り戻していた。行動制限解除後は一般病床に移り，日中は談話室で他の患者とテレビを見たり，廊下を歩いたりして過ごしていた。看護師の声かけにも穏やかに返答し，雑談もしていた。さらに作業療法などの集団プログラムに参加するようになり，もともと体を動かすことが好きであったことから，エアロビクスなどを楽しむようになった。一方で，部屋が変わったことで自分の部屋が分からなくなったり，作業療法の日時や入浴日を間違えてしまったりすることが徐々に目立つようになってきた。Ｎさんは「助けてください」とナースステーションに来ることはあったが，それでも興奮状態になることはなかった。このように興奮症状の軽快が見られたことから，主治医は長女と長男に退院の説明を行ったが，子どもたちは退院後のＮさんの独居生活を心配し，施設入所を希望した。そこで，任意入院の手続きをとり，退院後の入所施設が決まるまでの間，療養病棟での入院生活が継続されることになった。

9.3.2　療養病棟での生活の様子

精神科一般病棟とは異なり，療養病棟で提供される集団プログラムでは活発に体を動かす内容はなく，また頻度も少なかった。Nさんは転棟時，環境の変化に戸惑った様子は見せなかったが，穏やかな時間が流れる病棟のなかで，ぼんやりと外を見て過ごしたり，一人で廊下を何往復も歩いたりするなどし，どこか所在のない様子がたびたび見られるようになった。また，疎通の取りにくい患者が多いこともあってか，交流が少なく，一人で過ごす時間が徐々に増え始めた。しばらくしてから，塗り絵のプログラムに参加したが，途中で涙を流し自室へ戻ってしまった。看護師が話を伺いに行くと，老いていくことのつらさが語られた。そこで看護師は気分転換のため，Nさんを庭に連れ出すと，風に当たる気持ちよさや，故郷の思い出などを楽しそうに話した。それ以降，Nさんは自室にカレンダーを飾って日付を確認したり，病棟にある計算ドリルに黙々と取り組んだりするようになった。担当看護師に声をかけられると，生活習慣を崩さないように心がけていると返答し，以前に比べて忘れやすさや生活が難しくなりつつある自覚が強まり，それに抵抗しようとしているようであった。

しかしその後も，物忘れや日付の間違いが増え，徐々に自信を失っていく様子が見られた。趣味の手芸や編み物もしなくなり，食事の摂取量が減少し，入浴でも介助を要するほどになった。また，退院後の具体的な施設の候補が挙がり始めた頃から，睡眠リズムが不安定になり，頻回に「胸部のざわざわとした感じ」を訴え始め，散歩の誘いも断り，自室に閉じこもる様子が目立つようになった。病棟のカンファレンスでは，看護師よりこのような状況に対して何か手立てがないかと心理職に相談があった。

9.4　課題の分析

9.4.1　心理検査等の結果

心理検査場面でNさんはうつろな表情をしており，動作は緩慢で抑うつ的な印象を呈していた。HDS-Rを実施したところ，日時の見当識と遅延再生，語の流暢性で部分的に失点し，時間の見当識障害，近時記憶障害，言語流暢性の低下が見られた。一方，計算が満点であったことや逆唱で部分的に得点できていたことから，ワーキングメモリはある程度保たれていると考えられた。また，場所の見当識と記銘が満点であることから，しばらく暮らせば自分のいる場所が認識できるようになることや，直後記憶（注意のスパン）は保持されていると考えられた（表 9.2）。

行動観察評価に関しては，作業療法士によりＮ式老年者用日常生活動作能力評価尺度（大塚・本間，1991: 以下，N-ADL）とＮ式老年者用精神状態尺度（大塚・本間，1991: 以下，NM スケール）が実施された（表 9.2）。その結果，N-ADL では生活圏の評価のみが中等度の障害に該当し，屋外の

表 9.2
各評価の介入前後比較

N-ADL										
	歩行・起坐	生活圏	着脱衣・入浴	摂食	排泄					
介入前	10	3	9	7	10					
介入後	10	5	10	7	10					
NM スケール										
	家事・身辺整理	関心・意欲交流	会話	記銘・記憶	見当識	合計				
介入前	7	7	9	7	9	39				
介入後	7	9	10	7	9	42				
HDS-R										
	年齢	見当識（日時）	見当識（場所）	3単語記銘	計算	逆唱	遅延再生	物品記銘	語の流暢性	合計
介入前	1	2	2	3	2	1	3	2	2	18
介入後	1	2	2	3	2	2	2	2	3	19

注：NM スケールは 50～48 点「正常」，47～43 点「境界」，42～31 点「軽症認知症」，30～17 点「中等症認知症」，16～0 点「重症認知症」。下位項目は 10 点「正常」，9 点「境界」，7 点「軽症」，5 点「中等度」，3・1・0 点「重度」。

N-ADL の下位項目は 10 点「正常」，9 点「境界」，7 点「軽症」，5・3 点「中等度」，0 点「最重度」。

出典：大塚・本間（1991）

活動は難しいが屋内の生活に関してはあまり困ることがないと考えられた。また，NM スケール全体のレベルは軽症認知症に相当し，具体的には「記銘・記憶」や「関心・意欲交流」などに軽度の低下が見られることが明らかにされた。その一方で，「会話」はほぼ正常であると判断された。

9.4.2　見立てと実施計画

精神科一般病棟での加療により，Ｎさんの易怒性や興奮の症状は消失し，物盗られ妄想もターゲットの家族と距離を置いたことにより訴えが見られなくなった。一方，療養病棟に移ってからは，物忘れによる日々のつまずきが自覚されるようになっており，そうした失敗の積み重ねの悪循環により活動への意欲低下が起こり，そのことがさまざまな日常生活動作や趣味活動に影響を及ぼしたと考えられた。さらに施設入所の話が具体化し始めると，胸がざわつくと頻回に口にしていることから分かるように，不安が高まり，自室に閉じこもり横になって何もしないことが多くなっていたと考えられた。

しかし，心理評価などの結果からは，機能的に保たれている面も多く，そうした点を生かした活動に参加すれば，自信も回復し，積極的に活動に参加するようになる。そのような意味で CST-J は，Ｎさんの状態や看護師のニーズに合った活動と考えられ，実施することとした。

9.5　心理学的支援のプラン

9.5.1　グループの構造

参加者は軽度から中等度の認知症高齢者８名（男性３名，女性５名，平均 79.6 歳）であった。スタッフは合計３名で，心理職がリーダー，作業療法士と看護師がサブリーダーを務めた。場所は病棟のホールで，頻度は１週間に２回，時間は各セッション 60 分で，さらにその前後 20 分で，スタッフ３名で打ち合わせと振り返りをした。打ち合わせは，主に①各セッションのねらいと課題内容の共有，②答えられなかったときのフォローの仕方，③予想される参加者同士の交流と促し方であった。振り返りは，山中・河野（2015）の活動記録用紙に参加者の様子を記入しながら，次回の課題内容の難易度や，気をつける点について話し合った。

9.5.2 CST-J のプログラム内容

毎回の流れは，会の説明，挨拶と自己紹介，日付や季節・場所の確認，体と口腔体操・会のテーマソングを歌う，メイン活動（表9.3），お開きの歌と深呼吸，次回の開催日を伝える，お茶の時間，であった。プログラムで使用した歌は，第1セッションで決めたものを全セッションで使用した。

表9.3
CST-J の 14 回のセッションテーマと実際の活動内容

第1 セッション	テーマ：「体を動かして，遊びましょう」 内　容：会の名前，曲決め，風船バレー
第2 セッション	テーマ：「音や音楽を楽しみましょう」 内　容：音当てクイズ（動物の鳴き声，日用品の使用音など）
第3 セッション	テーマ：「子どものころの話をしましょう」 内　容：回想活動，紙ひこうき作り
第4 セッション	テーマ：「食べ物や食事について話をしましょう，ゲームをしましょう」 内　容：懐かしい食べ物の話，かき氷作りと実食
第5 セッション	テーマ：「最近のニュースや流行についてどう思いますか？」 内　容：オリンピックの話題から昔と今の人気な競技を語り合う
第6 セッション	テーマ：「魅力的な人や場所について語りましょう」 内　容：昭和のスターやなじみのある場所について語り合う
第7 セッション	テーマ：「言葉の続きを当てましょう」 内　容：ことわざの前半を見せ後半を思い出してもらう
第8 セッション	テーマ：「料理や工作を楽しみましょう」 内　容：手芸品を使ったキーホルダー作り
第9 セッション	テーマ：「言葉探しクイズを楽しみましょう」 内　容：花や動物などの写真を見せ仲間外れを探すなどの範疇化
第10 セッション	テーマ：「地図を作りましょう，地図で確認しましょう」 内　容：地図で都道府県を確認しながら名産品を挙げる
第11 セッション	テーマ：「物の値段やお金について考えましょう」 内　容：物の値段について今と昔ではどちらが高いか話し合う
第12 セッション	テーマ：「数字のゲームを楽しみましょう」 内　容：数字に関する話題でハイ&ロークイズ
第13 セッション	テーマ：「言葉を使ったゲームを楽しみましょう」 内　容：野菜や食べ物の名前の穴埋めクイズ，スリーヒントクイズ
第14 セッション	テーマ：「チーム対抗クイズ大会」 内　容：2チームに分かれ輪投げをし，合計得点を競う

9.5.3　リーダーとサブリーダーの役割

リーダーは，メイン活動で使用する課題の難易度の調整を行い，プログラムの司会進行をしながら，Ｎさんの身体愁訴に関連した話題が出たら話を聴くよう心がけた。各セッション終了後の振り返りでは，活動記録用紙（山中・河野，2015）を用いて参加者の様子を評価しながら，サブリーダーからの意見の取りまとめをした。一方，サブリーダーは，活動中に話題が展開したときに，ついていけない様子の参加者がいたら内容を要約して伝えることや，参加者同士の交流ができるよう会話の橋渡しをするなどの役割を担い，それらの内容をセッション終了後の振り返りで共有した。

9.6　介入の結果および効果の評価

9.6.1　プログラムでの変化

Ｎさんは CST-J に誘われると，「おしゃべりはちょっと……」と消極的だったが，見学だけでもよいことを伝えられると，少し集団から離れた位置で参加し，自己紹介では「名前はありません」と言い，風船バレーには取り組んだが，あまり乗り気ではない様子であった。しかし，次のセッションでは「初めて参加するから」と照れながら自己紹介し，クイズから好きな動物の話題になると，夫が猫好きで家でも飼っていたと思い出を話した。

その後，継続的に参加したことで座席も定着し，第４セッションでは，かき氷を食べて「冷たくてびっくりした」と参加者とごく自然に談笑する様子が見られた。また，他の参加者の話を興味深く聞き，タイミングを見計らって発言するなどの対人スキルも発揮した。第８セッションでは得意そうに手芸に取り組み，他の参加者の手伝いもして，いきいきとした様子であった。

第 10 セッションでは，出身地の話題から帰郷できない寂しさを語る場面があった。リーダーが活動後にお茶を飲みながら話を伺うと，家に帰りたいが一人暮らしだと物音や人の気配がしただけで怖い。でも家に帰りたい，と葛藤を吐露した。第 11 セッションのお金の話題では，物盗られ妄想様の発言はなく，自分の節約術を紹介し，第 12 セッション以降はゲームに熱中し誰よりも先に答えようとするなど，積極的な態度を示し，最終回のチーム対抗戦では，高得点を出すと「やった！」と叫び，はしゃいでいた。

9.6.2　介入の前後評価

介入前とまったく異なり，心理検査場面でNさんは「楽しんで暮らしています」と笑顔で話した。HDS-Rの結果では，遅延再生は前回に比べ失点し，近時記憶障害の進行は見られたが，逆唱と語の流暢性の得点は上昇し，ワーキングメモリと発語量の改善を認めた（表9.2）。N-ADLでは生活圏が屋外レベル，着脱衣・入浴は正常になり，NMスケールでは「関心・意欲交流」と「会話」が改善した（表9.2）。

9.6.3　その後の経過

CST-Jの活動では本人が持つワーキングメモリ，直後記憶，会話などの機能が生かされ，積極的に課題に取り組むことができた。同時に元来の社交的な側面を発揮し，他の参加者との交流をすることができ，自己効力感を取り戻しているような場面が多く見られた。また，CST-Jの活動の場が安心できる場所となり，スタッフに心の内を話す場面も見られた。

さらに日常生活への波及として，プログラムを通してなじみの関係になった患者と他の場面でも一緒に話をしたり，一緒に作業療法に参加したりすることが増え，入浴の一部介助は必要なくなり，食事量も戻った。胸のざわつきに関してもオープンに話すようになり，職員が聴くことで落ち着いていった。

ある日，面会に来た長女は，Nさんがなじみの患者と一緒にプログラムに参加して楽しむ姿を見てとても喜び，足が遠のいていた長男，さらには孫も一緒に面会に来て楽しそうに話をするようになった。こうした面会を重ねて施設退院となった後，外来通院で主治医から生活に必要な金銭の管理について尋ねられると，Nさんは「娘がいろいろやってくれてます。私は遊んでるだけで気が楽でいい」と笑いながら答えた。長女に対する物盗られ妄想様の発言はなくなり，苦手なことを任せるほどに信頼関係が築かれていた。

9.7　まとめ

これまでCST-Jの具体的な事例を紹介してきたが，最後に筆者の経験をもとに，実施する場合の工夫やCST-Jを勧めるケースについて述べる。

9.7.1　実施する場合の工夫点

(1)　誘導の仕方と断られた時の対応

参加者をCST-Jプログラムに誘導しようとすると，躊躇（ちゅうちょ）する様子が見られることがあり，その背景には新しいことをする億劫（おっくう）さや，緊張，不安などが影響していると考えられる。そのときには，特別なことをしてもらうわけではないこと，参加しても途中で退出できること，集団から少し離れて見学するだけでもいいこと，を伝えるとそれらの要因は軽減すると思われる。

また，活動には参加したがまだ定着しておらず，参加したことを忘れてしまい参加の意向を示さない場合もある。そうしたときは，会の名前やこれまでの活動内容を分かりやすく一通り説明するなど思い出す手がかりを提示すると，多くの場合，思い出して参加する。

以上のことを試しても参加しないときは，また時間があれば参加してください，と伝えるにとどめ，参加者の意見を尊重する。

(2)　課題の難易度の調整

CST-Jは，保たれている認知機能が異なった参加者の集団を対象とするため，各メイン活動の課題に難易度の幅があると多くの参加者が活動に取り組みやすくなるので，難易度の調整は重要である。その難易度の調整をするためには，個人の認知機能評価や生活歴，趣味などの事前情報に加えて，これまでのセッションで楽しそうに取り組んでいたことや，難しそうであった課題などの様子を参考にする。そのためにも，毎回のセッションの後の振り返りは重要であると考えられる。

9.7.2　CST-Jを勧めるケース

今回紹介した事例のように，認知症高齢者では，日常生活上の失敗経験の積み重ねにより悪循環が起こり，自己効力感が低下していることがある。そのような場合にはCST-Jを勧める。CST-Jでは難易度が異なるさまざまな活動例が示されている。そのため，参加者の認知機能に合わせて活動を選択したり，例をもとに新たに活動を考えたりできるので，参加者は活動を楽しみ，失われた自己効力感も取り戻すことが可能と考えられる。

【引用文献】

International Cognitive Stimulation Therapy (CST) Centre (n.d.). CST by Country. https://www.ucl.ac.uk/international-cognitive-stimulation-therapy/cst-country (2022/11/17 確認)

大塚 俊男・本間 昭(監修) (1991). 高齢者のための知的機能検査の手引き. ワールドプランニング.

山中 克夫・河野 禎之 (2015). 認知症の人のための認知活性化療法マニュアル：エビデンスのある楽しいプログラム. 中央法規出版.

山中 克夫・河野 禎之・野口 代 (2015a). イギリスにおける認知活性化療法 (Cognitive Stimulation Therapy: CST) の開発経緯に関する研究. 高齢者のケアと行動科学, *20*(1), 72–85.

山中 克夫・河野 禎之・野口 代・天野 貴史 (2015b). 認知活性化療法日本版 (CST-J) の開発とその特徴. 高齢者のケアと行動科学, *20*(1), 86–98.

第10章

認知症の認知リハビリテーション

松田 修

10.1　認知症高齢者の日々の体験と認知リハビリテーション

10.1.1　認知症高齢者の日々の体験

仕事や買い物や旅行など，今まで当たり前のようにできていたことができなくなるという出来事は，誰にとっても容易に受け入れられるものではない（松田，2012）。これらの出来事は，金額や頻度で表されるような生活の客観的な豊かさはもとより，これらの活動を通じて得ていた個人の満足感や幸福感といった生活の主観的な豊かさにも影響する。認知症とともに生きる人々は，日々，こうした出来事に直面していると考えられる（松田，2012）。生活のなかで果たしてきた役割や単独で遂行していた行為の遂行に支障を来した状態を生活障害と呼ぶ。生活障害は，社会参加や**ノーマライゼーション**を左右し，認知症高齢者が認知症とともに生きる過程にさまざまな影響を与える。

認知症の大部分を占めるアルツハイマー型認知症の場合，多くの人が最初に実感する変化の兆候は，複雑な認知的処理を必要とする生活場面で経験する困難や違和感である。生活場面で認知症高齢者が経験する困難や違和感は，本人にさまざまな心理的問題を生じさせる。これらのなかには不安や抑うつなどのメンタルヘルス問題や，自己肯定感や自己効力感や自尊感情の低下といった心理的なウェルビーイング（well-being）が含まれる。また，本人の心理的問題は，メンタルヘルスやウェルビーイングだけでなく，認知症の進行や経過にも影響にも与える。それゆえ，近年は，生活障害を伴う認知

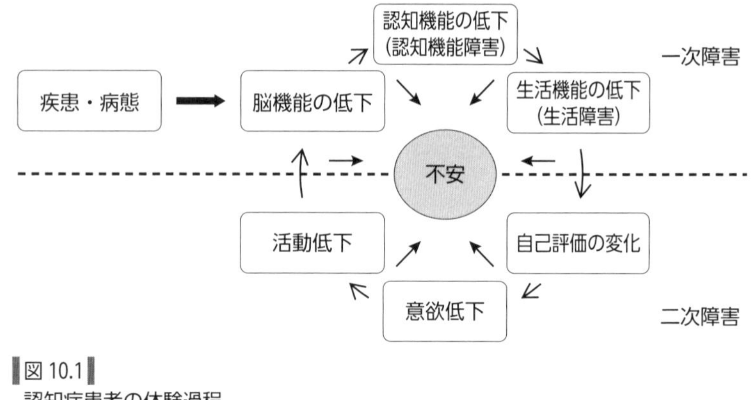

図 10.1
認知症患者の体験過程

症高齢者の主観的体験や病識を認め（齋藤，2015），心理的問題に対する精神療法的な介入を積極的に取り入れるようになってきた（繁田，2019; 繁田・稲村，2020）。

ところで，認知症高齢者を理解する際，私たちはしばしば観察可能な行動や，客観的な検査データを参照する。もちろん，これらは，認知症という病態を客観的に評価する上では必須の作業だが，これだけでは，私たち，すなわち，臨床心理学の知識や技能を自らの臨床実践の営みの基盤とする心理職としては不十分である。心理職に期待されているのは，一人一人が，認知症という病とともに日々どのような思いで暮らしているのか，その思いを想像し，理解しようと努力することである。

図 10.1 は，認知症患者の体験過程を筆者なりに表した概念図である。図中では，認知症の原因となる疾患や病態によって生じる脳機能低下（中枢神経機能の低下）と，それによって生じる認知機能障害，および認知機能障害によって生じる生活障害を認知症の**一次障害**と記した。一次障害に含まれる一連の障害は，認知症診断の必須要件に相当する。これに対して，認知症の**二次障害**とは，診断要件には含まれないが，認知症とともに生きる個人の主観的体験に関わる一連のプロセスである。すなわち，日常生活や社会生活における生活機能の低下を経験することで本人が感じる自己評価（自己概念）の変化（自己肯定感・自信・自己効力感の低下）や，意欲の低下（活動参加

や努力に対するモチベーション・意欲の低下)，そしてこれらによって現実的に起こる活動低下（社会参加や活動機会の減少）を意味する。

認知症高齢者の体験には個人差がある。個人差の背景にある要因は多岐にわたるが，大別すると，原因となる疾患や病態あるいは病歴などの「生物医学的背景」と，家族・学校・職場・地域での状況や人間関係・性格傾向・趣味・嗜好・生活習慣，および現在の生活状況（例：家族構成，日常生活の実態）といった「心理社会的背景」に分類できる。一次障害も二次障害も，これらの要因の影響を受けるが，特に二次障害は「心理社会的背景」の影響を強く受けると予想される。したがって，認知症高齢者の主観的体験を理解するには，診断要件に必要な情報だけでなく，各々の「心理社会的背景」に対しても十分に目を向ける必要がある。同時に，注目しなければならないのは，一次障害から二次障害，そして再び一次障害へと続く円環的因果律のプロセスを通じて増幅していく本人の不安についてである。自身に起こった認知機能の変化とそれを自覚させるきっかけとなる実生活上の体験や，認知症に対する自身や社会の認識は，多くの認知症高齢者を不安にさせる。認知機能障害の進行は，認知症高齢者の外界に対する認識を不十分なものにさせ，その結果，認知症高齢者は自身の認識と外界との乖離に困惑する。例えば，時間見当識障害は周囲の時の流れと認知症高齢者との時間的なつながりを，また，場所見当識障害は空間と認知症高齢者との物理的なつながりをそれぞれ曖昧にさせる。自伝的記憶や自己認識にも混乱が及ぶと自身のアイデンティティも曖昧になる。こうした体験が認知症高齢者の平穏な暮らしを脅かし，**認知症の行動・心理症状**（**BPSD**）や認知症の進行を早める結果につながることは想像に難くない。こうした悪循環を断ち切ることが，認知症とともに生きる高齢者の**生活の質**（**QOL**）を高めることになると筆者は考える。そのために不可欠なのが，認知症の**三次予防**の強化である。

10.1.2　認知症の一次予防，二次予防，三次予防

予防医学では，予防を，その目的や対象によって「一次予防」「二次予防」「三次予防」という3つの活動に分けて考える（曽田，1990; 吉田・今井，1990)。一次予防は，健康な段階で行う予防で，顕性・不顕性のいずれであれ，不健康ないし疾病が考えられない状態で，さらに健康の増進を目指

す。二次予防は，疾病が潜在的で不顕性の段階で行う予防で，疾病がまだ表面化していない不顕性のうちに，早期に疾病ないしは不健康状態を発見し，速やかにこれに対処する。三次予防は，疾病が顕在化している段階での予防で，これには，疾病の悪化防止や社会復帰を促進するための活動（治療・リハビリテーション）が含まれる。近年，こうした予防の考え方が認知症に対しても適用されるようになった。

認知症予防という言葉の意味は，発症を防ぐ一次予防から，早期発見・早期対応を目指す二次予防，診断後の進行を食い止める三次予防まで非常に広い（齋藤，2020）。2019（令和元）年6月に公表された「認知症施策推進大綱」（認知症施策推進関係閣僚会議，2019）では，認知症の「一次予防」「二次予防」「三次予防」のそれぞれについて次のように述べている。すなわち，「一次予防」は認知症の発症遅延や発症リスク低減のための取り組み，「二次予防」は早期発見・早期対応，そして「三次予防」は重症化予防，機能維持，BPSDの予防・対応，である。筆者が認知症高齢者の体験過程における悪循環を断ち切り，一人一人のQOLを高めるために重要だと主張する取り組みは，この大綱における「三次予防」であり，その主眼は認知症になっても進行を緩やかにし，認知症高齢者が日々の生活を平穏に過ごせるようにすることである。こうした目的を達成する上で期待される介入法の1つが，**認知リハビリテーション**である。

10.1.3　認知リハビリテーション

認知症高齢者が日々の生活のなかで経験する困難の改善に焦点を当てた介入の1つに認知リハビリテーションがある。認知リハビリテーションは，脳血管障害や頭部外傷の後遺症として生じる非進行性の高次脳機能障害を有する患者のリハビリテーションとして発展してきたが，近年，その理論や方法が**アルツハイマー病**のような進行性の疾患を有する患者に対しても適用されるようになってきた（Clare, 2007; Clare et al., 2010, 2013, 2019）。2017年に発表された『認知症疾患診療ガイドライン2017』（日本神経学会，2017）でも認知リハビリテーションは認知症に対する非薬物療法の1つとして取り上げられている。このガイドラインによると，認知リハビリテーションは，個別の目標を設定し，その目標に向けて戦略的にセラピストが認知症高齢者や

表 10.1
認知リハビリテーション

内的代償法	認知刺激療法
	目標志向型の認知活動
外的代償法	認知エイドの活用
	環境調整

家族に対して行う個人療法であり，その主眼は日常生活機能の改善に置かれ，障害された機能を補う方法を確立する取り組みであると言える。

認知リハビリテーションの方法には，**内的代償法**と**外的代償法**という 2 つのアプローチがある（表 10.1）。内的代償法とは，残存する内的資源（残存能力あるいは保持機能）を活用したアプローチで，その目的・内容から「認知刺激療法」と「目標志向型の認知活動」に分類できる。これに対して，外的代償法とは，認知症高齢者の認知機能障害を補うために，認知症高齢者にとって使いやすく分かりやすい生活環境をつくるために，認知症高齢者の外的資源を活用するアプローチである。外的資源には，これまで認知症高齢者が試みてきたメモの形式や使用方法を認知症高齢者に合わせてどう調整したらよいかを助言・指導する「**認知エイド**の活用」や，認知症高齢者にとって分かりやすく安心できる生活空間をつくる「**環境調整**」がある。ここでいう認知エイドとは，メモ，カレンダー，アラームなど，認知症高齢者の認知的処理を補助する「手がかり」を意味する。

(1) 認知刺激

認知刺激（cognitive stimulation）は，認知活動への参加による認知刺激を中心とする活動である。その主眼は認知機能障害の改善だけに置かれているわけではなく，活動への参加を通じて，自己評価や活動低下の改善や，不安や抑うつの緩和など，幅広い心理社会的機能を高めることで，認知症高齢者の QOL の向上にも置かれている。実施する認知活動は，活動に参加する認知症高齢者の残存能力で取り組み可能なものであること，活動を通じて達成感の得られるものであること，そして，認知症高齢者にとって最大の関心事である「認知症の症状」との関連が明確で参加へのモチベーションを保ちやすいものであること，そして，集団実施型の場合は，参加者同士が支え合うピアサポートが促進される活動であること，が重要である。

認知刺激療法は，その実施形式から，個別実施型と集団実際型に大別できる。個別実施型の代表的な介入法としては，学習療法（Kawashima et al., 2005; 川島・山崎，2004）や，個別実施型の**メモリートレーニング**（Matsuda, 2007; Matsuda et al., 2010; 松田，2020）がある。個別実施型の介入には，個々の参加者に合わせた認知活動を提供できるというメリットがある。これにより，セラピストは参加者の残存能力やモチベーションに適した活動を準備でき，また，活動中の参加者の反応や様子に応じて細かな働きかけができる。これに対して，集団実施型の介入は，他の参加者の体験を共有したり，共に支え合ったり，協力したりしながら達成する喜びを体験できたりするというメリットがある。集団実施型の認知刺激療法には，山中らが日本に導入した**認知活性化療法**（cognitive stimulation therapy; **CST**: 山中・河野，2015; Yamanaka et al., 2013），繁田の脳活性化プログラム（繁田，2014），脳活性化の5原則に基づく山口らの脳活性化リハビリテーション（山口，2016），そして，筆者らの認知刺激型のメモリートレーニング（松田，2020）などがある。

個別実施型であれ，集団実施型であれ，認知的な活動による認知機能改善の効果は限定的で，認知症の進行を完全に食い止めることは困難だと言わざるを得ない。しかし，いずれの活動も，そこに臨床心理学の専門家という心理職が関わることで，参加者の自尊感情や自己効力感や，不安や抑うつの緩和，日々の生活における意欲やモチベーションの向上などといった心理社会的機能の改善は期待できる。さらに，齋藤（2015）が指摘するように，こうした活動への参加は，認知症とともに生きる上で重要な障害受容の過程を支えることに役立つ。すなわち，認知刺激療法に参加することによって，患者は以前よりも大きな努力や工夫が必要になってきているところを知ることになるが，その過程を心理職に支えられながら体験するなかで，自らの障害を現実のものとして受け入れていくことが可能になるのではないだろうか。この点において，認知刺激療法参加中の患者に対する心理職の果たすべき役割は大きいと言える。

(2) 目標志向型の認知活動

目標志向型の認知活動とは，**誤りなし学習法**（errorless learning: 三村，1998）の手法により，生活機能の改善に必要な情報の獲得を目指す訓練を指すアプローチである。具体的には，人の名前や家電の操作など，日常生活機能の改善に必要な新規の情報や手続きの学習・獲得を目指す。ここでは，認知症高齢者の実生活の困難を改善するのに必要な情報や手続きの学習・獲得に主眼が置かれるが，最も大事なのは，これらの学習・獲得が価値のあるものであると認知症高齢者自身が納得することである。目標志向型の認知活動は，訓練という色彩の強い活動である。特定の情報や手続きを学習・獲得することは，認知症であることを考えれば，いかに難しい挑戦であるかは明白である。この種の活動に取り組む人に対して，心理職は，一人一人が日々の生活のなかでどのような思いで過ごしているのかに関心を持つと同時に，苦悩や葛藤を抱えながらも情報や手続きの学習・獲得を目指し努力する過程を支える役割も担う必要がある。

(3) 認知エイドの活用

認知エイドの活用とは，残存能力で利用可能な外的補助手段を用いた機能補償を指す。具体的には，メモやカレンダーなどの認知エイドを用いて低下した能力を補う。この手法は単なる「認知エイドの提供」ではないことに注意が必要である。実際に使用する認知エイドは，認知症高齢者にとって「なじみのあるもの」や「使い慣れたもの」，あるいは「これらの延長線上にあるもの」であるのが望ましい。なぜなら，まったく目新しい認知エイドは，**軽度認知障害**（MCI）期ならばともかく，多くの認知症高齢者にとっては，その使用法の学習自体に大きな困難を伴うからである。理想的には，すでに使用している認知エイドの形式や使用方法を認知症高齢者の残存能力と照合して工夫や改善の必要がないかを点検し，必要に応じて改善方法の具体案について助言・提案するのがよい。買い忘れや買い物の重複を減らすために「買い物メモの形式や使用法」を工夫したり，時間見当識の混乱や予定管理のミスに対応するために「日めくりカレンダー型の**リアリティ・オリエンテーション**（RO）ボード」を提案したりするといった工夫がある（松田，2006, 2010, 2012, 2015）。また，これらの認知エイドの使用を確実にするために，予定時刻に行動目標が書かれたメモの上に置いた時計のアラームが鳴るようにセットしたり，スマートフォンのリマインダー機能を活用したり，家族や友人よる電話やメールやSNSによる行動喚起（リマインド）や適時の声かけの協力を依頼したりするなど，展望記憶の支援が必要な場合もある。いずれにしても重要なのは，使用する道具や手段を認知症高齢者が使用できるかどうかである。すなわち，「何を使うか」ではなく「どう活用するか」が重要である。そのため，認知エイドの導入に際しては，個々の認知症高齢者にとっての「使用可能性の評価」が不可欠である。

(4) 環境調整

環境調整は，本人を取り巻く周囲の環境をその人の認知機能に合わせて修正・改変することで，認知症高齢者の外界の認識を改善し，誤った認識によって生じる不安や混乱を軽減させる取り組みである。例えば，病棟内の掲示物の意味が認知症高齢者に正しく伝わるように調整したり，照明を調整して室内が認識しやすくなるようにしたりするなど，さまざまな方法がある(齋藤，2001)。認知症高齢者の場合，環境調整を実施するのは，家族や介護者である。自宅で過ごす認知症高齢者に対しては，その人に合った環境を考えればよいが，施設や病棟の場合は，同時に複数の認知症高齢者のことを考え，環境を調整する必要がある。掲示物の調整や模様替え程度で済む場合であっても，施設や病棟では認知症高齢者に関わる多くの関係者の理解と協力が必要になる。認知症高齢者に合った環境をつくるためには，関係者に対する助言・指導あるいは心理教育もまた不可欠な介入となる。

10.2　認知リハビリテーションの実践

ここで取り上げる事例は，いずれも複数の事例をもとに筆者が作成した架空のものである。認知リハビリテーションの実践を具体的に記すために加工したものであり，実在する認知症高齢者ではない点にご留意いただきたい。

10.2.1　内的代償法の実践

(1) 事例紹介

73 歳，男性 O さん。高校卒業後，定年まで会社員として過ごす。妻と二人暮らし。2 年前に認知症の母が死去。もともと几帳面で心配性。

(2) 事例の経過

1 年前，友人との約束をすっぽかすという出来事があった。購入した新しいパソコンの使い方がなかなか覚えられず，その様子が認知症だった母の初期症状に似ていると思って，自ら物忘れ外来を受診。初診時の診断は MCI だったが，その後の経過からアルツハイマー病の初期と診断され，薬物療法が開始された。診察のたびに O さんは，自分も母のようになるのか，進行を遅らせるにはどうしたらよいかと医師に相談するなど，認知症の進行に対する不安が強かった。以前は友人と食べ歩きに出かけるのが趣味だったが，「約束をすっぽかしてからというもの，約束を何度も確認しないと安心できないようになって。それで疲れちゃって。自分のやっていることに自信がなくなって，最近は出かけるのが億劫(おっくう)です」と話した。

(3) 課題の分析

神経心理学的検査では，MMSE-J が 27 点。近時記憶障害と実行機能の低下が認められるが，見当識，言語，視空間能力，一般知識や社会的判断は保持されていた。物忘れに対する不安が強く，検査後も，自分がうまく回答できなかった問題について何度も検査者に質問した。趣味の食べ歩きに出かけることもなくなり，最近は自宅でテレビを見て過ごすようになった。

(4) 心理学的支援のプラン

自己評価の低下と活動低下，閉じこもりがちな生活の改善を目的に，集団実施型の認知刺激，すなわち，集団実施型のメモリートレーニングに参加した。このプログラムには，O さんのように，物忘れに対する不安が高く，O さんと同じく，自信や意欲の減退した認知症高齢者が多く参加していた。

物忘れによる不安について同様の悩みを持つ他の参加者と話し合ったり，他の参加者と支え合ったりしながら，一緒に認知課題に取り組むことを通じて，Oさんの不安の緩和，自信の回復，そして対人交流の促進を図ることを目指した。

(5) 介入の結果および効果の評価

参加後の感想として，Oさんは「効果はともかく，やっていて楽しい」「みなさんに会うとほっとする」と話した。認知課題に取り組む際には「今度はもっと難しい課題に挑戦したい」「私はこんなふうにやってみた。そうしたら前よりも上手にできるようになりました」など，活動に対する前向きで積極的な発言があった。また，参加間もない頃は自らの失敗を他の参加者に気づかれまいとする様子が多かったが，最近では失敗を隠すことなく，「あー間違えました」と笑顔で話すようになった。体調不良や通院などの特別な用事のない限り，欠かさず参加した。こうしたOさんの様子から，認知リハビリテーションがOさんの心を支える重要な体験となっていたと考えられる。このように情動面や活動面では一定の改善が見られたが，その一方で，認知機能低下は徐々に進行し，以前は端的に回答していた単語想起のエクササイズでは，回答に時間がかかることが多くなってきた。こうした様子から，認知症の中核症状である認知機能障害は徐々に進行してきたが，不安や意欲の低下は改善するなど，心理社会的機能には一定の効果を見ることができた。

10.2.2　外的代償法の実践

(1) 事例紹介

78歳，女性Pさん。高校卒業後，会社員となり，結婚を機に退職。1男1女をもうける。5年前に夫を亡くし，現在，娘家族と同居。

(2) 事例の経過

同じことを何度も聞く，買い忘れや同じものを買ってくるなど買い物の失敗が目立つようになり，物忘れを専門とするクリニックを受診し，**アルツハイマー型認知症**と診断された。Pさんは担当医に，「近所のスーパーに行って買い物をし，その途中で本屋や花屋をのぞくのが日課だったのに，最近はスーパーに行くと何を買えばよかったのか分からなくて，失敗ばかり。出かける前にメモを書いて持っていくのに，そのメモを見ても，ちゃんと書いたかしら，書き漏らしはしていないかしら，と心配になる。情けない。そんなことばかり考えていると，本やお花を見ても楽しくない」と話した。「家事は娘に任せているが，仕事をしながら子育てをしている娘を思うと，買い物くらいはやってあげたいのに失敗してばかりで，かえって娘の負担を増やしている」とも話した。日常生活の失敗を減らすための具体的方法について相談に乗ってほしいという理由から心理職に依頼があり，認知リハビリテーションが開始された。

(3) 課題の分析

生活障害に関するＰさんの主訴は，①買い忘れや買いすぎなど買い物の失敗，②忘れ物や物探し，③予定の管理が十分にできないこと，の３つであった。ここで重要なことは，いずれの問題も，Ｐさん自身が困っていて改善したいと願っていること，そして何より重要なのは，買い物に出かけるという日々の活動は，Ｐさんにとっては必要な物を購入して帰ってくるということ以上に，大切な活動となっていたという点である。忙しい娘の役に立ちたいとの思いで行う買い物は，認知症になっても誰かのために役立ちたいというＰさんの心理的ニーズを満たす上で重要な活動であったと同時に，本や季節の花を眺める時間は，Ｐさんにとって日常生活を豊かにする大切な時間であった。しかしそれが買い物の失敗という生活障害によって失われた。

(4) 心理学的支援のプラン

神経心理学的アセスメントの結果，時間見当識，ワーキングメモリ，近時記憶の成績は正常範囲を下回っていたが，言語理解，復唱，直面呼称，一般知識，社会的判断は十分に保持されていた。日常生活動作（ADL）は自立し，食事や家事は娘が行っていることから，買い物やゴミ出しの失敗を除いては，手段的日常生活動作（IADL）の問題も目立たなかった。

買い物における失敗を減らし，Ｐさんの買い物への不安を軽減するため，買い物メモの工夫について助言した。Ｐさんは，自らに起こった変化にいち早く気づき，自ら買い物メモを用意するという対処を行っていた。そして，買い物に出かける際は，そのメモを持参することを忘れることなく，スーパーに出かけていた。しかし，Ｐさんは，当時経験した日々の失敗や苦労から，「もしかして書き忘れているかもしれない」という不安から，自分で書いたメモに漏れがあるかもしれないと感じていた。メモを効果的に利用するには，言語理解が不可欠であるが，当時その力は十分に保持されていた。問題の本質は，大事なものを書き忘れていないだろうかという不安であったことから，Ｐさんには「何を買うか」だけでなく，「買わなくてよい物」も記載してはどうかと提案した。さらに「書き忘れたかもしれない，大丈夫かしら」と心配するＰさんの不安を軽減するために，買い物リストの作成では娘にメモの確認を依頼し，確認後は娘にサインを書いてもらうようにした。娘には，Ｐさんにとっては買い物に出かけることは，単に商品を購入して帰ってくること以上の意味のある活動であることや，買い物の失敗の原因は，近時記憶障害の低下だけでなく，不安も大きな要因であり，記憶をサポートするためにメモがあればそれでよいという単純なメカニズムで問題が解決されるわけではないこと，そして，何より，Ｐさんにとって買い物は，家事を担う娘のために役立ちたいという思いのこもった行動でもあることなどを話した。

(5) 介入の結果および効果の評価

メモの工夫により，Ｐさんの買い物での失敗は一定の改善を見ることができた。当初，忙しい娘に協力を求めることに消極的で，また失敗したら娘に怒られると話していたＰさんだったが，娘の協力があれば安心だと実感したようだ。出かける頻度も改善し，買い物の際に感じた心理的ストレスは軽減したようであった。

10.3　まとめ――認知リハビリテーションの実践上の留意点

内的代償法は，保持機能あるいは残存能力で遂行可能な認知活動への取り組みを通じて心理社会的機能に「刺激を与える」という機能と，取り組みを通じて「心理的ウェルビーイングを高める」という２つの機能で成り立っている。これらの機能を十分に発揮させるには，参加者に合った認知課題の作成や選択（ハード）はもとより，課題遂行中の参加者の心を支える心理職の臨床心理学的関与（ソフト）が不可欠である（松田，2020）。

外的代償法は，在宅から施設や病院まで幅広い場面で有効な手法だが，これが有効に機能するかどうかは本人の残存能力（内的資源）に合った外的資源が用意できるかどうかにかかっている。当然だが，読字や言語理解に障害のある認知症高齢者に対して，メモやラベルなどの書字情報は有効とは言えない。同様に，視覚空間認知や抽象的思考に障害のある認知症高齢者に案内地図や抽象的なシンボルマークは適さない。これらの介入が有効に機能するかどうかは，支援対象となる本人の残存能力（内的資源）と，用意した認知エイドや調整した環境といった外的資源とのバランスによって決まる。内的資源と外的資源，すなわち，個人と環境がマッチすれば，個人の能力低下は障害として顕在化することは回避できるが，環境からの要求が個人の能力で対処可能な水準を超えれば本人の苦労は改善されない。外的資源を有効に機能させるには，家族や関係者の理解と協力が不可欠である。これらの人にとって過度の負担とならない範囲での協力を求めながら，認知症高齢者のQOLの向上を図る必要がある。

【引用文献】

Clare, L. (2007). Towards individualised rehabilitation interventions. In L. Clare, *Neuropsychological Rehabilitation and People with Dementia* (pp. 65–92). Psychology Press.

Clare, L., Bayer, A., Burns, A., ... Whitaker, R. (2013). Goal-oriented cognitive rehabilitation in early-stage dementia: Study protocol for a multi-centre single-blind randomised controlled trial (GREAT). *Trials, 14*(152), 1–15.
http://www.trialsjournal.com/content/14/1/152（2023/4/13確認）

Clare, L., Kudlicka, A., Oyebode, J. R., ... Woods, B. (2019). Individual goal-oriented cognitive rehabilitation to improve everyday functioning for people with early-stage dementia: A multicentre randomised controlled trial (the GREAT trial). *International Journal of Geriatric Psychiatry, 34*, 709–721.

Clare, L., Linden, D. E. J., Woods, R. T., ... Rugg, M. D. (2010). Goal-oriented cognitive rehabilitation for people with early-stage Alzheimer Disease: A single-blind randomized controlled trial of clinical efficacy. *American Journal of Geriatric Psychiatry, 18*(10), 928–939.

Kawashima, R., Okita, K., Yamazaki, R., ... Sugimoto, K. (2005). Reading aloud and arithmetic calculation improve frontal function of people with dementia. *Journals of Gerontology: Series A, Biological Sciences and Medical Sciences, 60*(3), 380–384.

川島 隆太・山崎 律美 (2004). 痴呆に挑む：学習療法の基礎知識. くもん出版.

松田 修 (2006). 若年性アルツハイマー病に対する心理教育的配慮に基づく認知リハビリテーションの事例. 心理臨床学研究, *24*(5), 559–570.

Matsuda, O. (2007). Cognitive stimulation therapy for Alzheimer's disease: The effect of cognitive stimulation therapy on the progression of mild Alzheimer's disease in patients treated with donepezil. *International Psychogeriatrics, 19*(2), 241–252.

松田 修 (2010). 認知症当事者の日常生活支援ツール. *Modern Physician, 30*(9), 1183–1188.

松田 修 (2012). 認知症の人の日常生活支援と QOL. 老年精神医学雑誌, *23*, 1423–1430.

松田 修 (2015). 認知機能低下を補う支援技術（ATC）とセーフティーネット：安心して暮らせる生活環境をつくるために. 老年精神医学雑誌, *26*(4), 391–397.

松田 修 (2020). メモリートレーニングと認知症「予防」：認知的介入によるアルツハイマー病の三次予防. 老年精神医学雑誌, *31*, 1161–1169.

Matsuda, O., Shido, E., Hashikai, A., ... Saito, M. (2010). Short-term effect of combined drug therapy and cognitive stimulation therapy on the cognitive function of Alzheimer's disease. *Psychogeriatrics, 10*(4), 167–172.

三村 將 (1998). 記憶障害のリハビリテーション：間違った方がおぼえやすいか？　努力した方がおぼえやすいか？　失語症研究, *18*(2), 136–145.

日本神経学会(監修),「認知症疾患診療ガイドライン」作成委員会(編) (2017). 認知症疾患診療ガイドライン 2017. 医学書院.

認知症施策推進関係閣僚会議 (2019). 認知症施策推進大綱（令和元年 6 月 18 日）. https://www.mhlw.go.jp/content/000522832.pdf（2023/1/4 確認）

齋藤 正彦 (2001). 痴呆症のリハビリテーション介護. 高齢者痴呆介護研究・研修センターテキスト編集委員会（編）, 高齢者痴呆介護実践講座Ⅰ　研修用テキスト：基礎課程（pp. 313–317）. 第一法規出版.

齋藤 正彦 (2015). 認知症初期支援のあり方：患者のニーズに応える医療. 老年精神医学雑誌, *26*(増刊–1), 167–172.

齋藤 正彦 (2020). 特集編集にあたって：日々の臨床と「認知症予防」. 老年精神医学雑誌, *31*, 1141–1146.

繁田 雅弘（監修）(2014). 認知症の脳活性化プログラム・レシピ：すぐにできる介護予防・短期集中リハビリテーション. 中央法規出版.

繁田 雅弘 (2019). 軽度認知障害およびアルツハイマー型認知症に伴う不安. 老年精神医学雑誌, *30*, 393–398.

繁田 雅弘・稲村 圭亮 (2020). 軽度アルツハイマー型認知症および軽度認知障害への精神療法の試み：支持的精神療法と森田療法を用いて. 精神神経学雑誌, *122*, 499–508.

曽田 研二 (1990). 疾病予防と健康管理. 鈴木 庄亮・久道 茂(編), シンプル衛生公衆衛生学（改訂第 3 版, pp. 85–132）. 南江堂.

山口 晴保(監修) (2016). 認知症の正しい理解と包括的医療・ケアのポイント：快一徹！脳活性化リハビリテーションで進行を防ごう（第 3 版）. 協同医書出版社.

山中 克夫・河野 禎之 (2015). 認知症の人のための認知活性化療法マニュアル：エビデンスのある楽しい活動プログラム. 中央法規出版.

Yamanaka, K., Kawano, Y., Noguchi, D., ... Spector, A. (2013). Effects of cognitive stimulation therapy Japanese version (CST–J) for people with dementia: A single-blind, controlled clinical trial. *Aging and Mental Health, 17*, 579–586.

吉田 克己・今井 正之 (1990). 衛生公衆衛生サブノート（改訂第 4 版）. 南江堂.

第11章

認知症高齢者の意思決定支援

加藤 佑佳・成本 迅

11.1 認知症高齢者の意思決定を取り巻く現状と課題

加齢や認知症発症に伴う認知機能の低下により**意思決定**能力が低下すると，本人にとって必要な医療行為の判断や，日常生活を送る上で不可欠な基本的な財産管理から生命保険や投資信託といった資産運用，さまざまなサービスの契約などが自分でできなくなってしまう。これまでは慣習的に家族から同意をとって医療行為の決定などが行われてきた背景があるが*1，身寄りがないケースや高齢者のみの世帯の増加に伴い，高齢者本人から同意を取得しないといけない場面が増えている。また，認知症という診断がついているからといって，必ずしもすべての契約の内容が理解できないわけではなく，本人の意思決定能力に応じて分かりやすく説明するなどの配慮を行うことで，本人から有効な同意が得られることもある。

日本では「認知症の人の日常生活・社会生活における意思決定支援ガイドライン」（厚生労働省，2018）が公表され，その基本原則として，①本人の意思の尊重，②本人の意思決定能力への配慮，③チームによる早期からの継続的支援，の3点が掲げられている。この原則によると，たとえ認知症の症状があっても，本人には意思決定能力があることを前提として，本人の意思決定能力に応じた意思決定支援を行い，本人の意思の確認や推察をすることが求められる。こうした意思決定支援を可能にするためには，まずは本人の

*1 日本の法律では医療行為に対する同意は一身専属的なものと見なされており，家族などの代諾者による同意の法的根拠は明らかになっていないなかで行われている現状がある。

能力を適切に評価することが重要であり，意思決定能力評価の手法の確立と普及啓発が欠かせない。老年臨床に携わる心理職にとって神経心理学的検査を用いたアセスメント業務は一般的になっていることから（加藤他，2021），神経心理学的知識や認知症の人との**ラポール**（信頼関係）の築き方やコミュニケーション・スキルなどの臨床心理学基盤を生かし，さらに一歩踏み込んだ意思決定能力評価と意思決定支援に携わることができる心理職の活躍が望まれる。

本章では認知症高齢者の意思決定が取り沙汰される数多くの場面のうち，老年臨床に携わる心理職などの専門職にとって特に関連が深いと思われる医療行為に関する意思決定（**医療同意能力**）に焦点を当て，事例をもとに具体的な能力評価の方法や本人の理解を促す工夫について概説したい。

11.1.1　医療同意能力評価

一般的に医療同意能力は，「理解」「認識」「論理的思考」「選択の表明」の4要素で説明され（表11.1），これら4要素のすべての能力が保たれていることが確認できた場合に，医療同意能力が保たれていると見なされる。ただし，医療行為の複雑さ（開示される情報の複雑さ）によって必要とされる医療同意能力の程度は異なり，能力だけで一概にあり・なしと決められるものではない。例えば，副作用が少なく安全性の高いインフルエンザの予防注射

表11.1
医療同意能力を構成する4要素

理解	• 医師から受けた説明の内容をどの程度理解しているか • 本人自らの言葉で開示された情報を説明してもらう
認識	• 医師から受けた説明の内容を，患者本人が自分のこととして認識しているか • 宗教的信念や文化的背景など個人の価値観も含めて検討する必要があり，最も複雑なプロセスを要する
論理的思考	• 医療行為の結果を推測した上で論理的に考えられるか
選択の表明	• 意思が揺れずに自分の意見をはっきり表明できているか • 言葉で伝える以外に，筆談で伝える，うなずくなどの手段で伝えられる場合も含む

出典：成本，2018

であれば，低い水準の同意能力であっても同意能力ありと見なせるかもしれない。一方で生命予後に著しい影響を与える手術など治療の侵襲性が高い場合は，高い水準の医療同意能力が必要とされるだろう。本人が直面している治療の侵襲性や結果の重大性と照らし合わせながら，求められる医療同意能力の水準を決定することになる。

詳細な評価が必要な場合に有用な手法として **MacArthur Competence Assessment Tool-Treatment（MacCAT-T）** といった半構造化面接法がある（Grisso & Appelbaum, 1998）。本人が直面している医療行為について，前述した 4 要素モデルに従って治療の内容や治療の選択肢などを評価することができる。所要時間は 20〜30 分程度だが，個別の医療行為について行うという性質上，説明内容や評価基準について個別に作成する必要がある。抗認知症薬に関する MacCAT-T の記録用紙や採点基準は一般に公開されているので参考にされたい（成本他，2016）。

また，医療同意能力は認知機能障害以外に，不安やうつ，せん妄などの精神症状の影響を受ける。例えば，認知症の行動・心理症状（BPSD）のうち，不安を伴う**アルツハイマー型認知症**患者は医療同意能力の 4 要素すべてが低下しやすいことが報告されている（Kato et al., 2021）。うつによって「自分は生きるに値しない人間だ」などと悲観的な思考に陥って必要な治療を拒否したり，せん妄による注意や意識の変動から意思決定能力が一時的に低下したりする場合もあり得る。したがって，精神症状の影響が懸念される場合，一度きりの本人の意向で判断するのではなく，必要に応じて決定までに時間的余裕を持つ，複数回の意向確認の場を設ける，精神症状が重篤な場合，精神症状の治療を行ってから再度意向確認を行うなど，慎重に検討する必要がある。

11.2　事例の概要

前立腺がんによる前立腺全摘除術（手術）を拒否していた認知症高齢者に対し，筆者らが医療同意能力評価を行い，意思決定支援に携わったＱさんの事例を紹介する。個人情報保護の観点から，主旨に影響しない程度に内容を一部変更している。

11.2.1　基本情報および生活歴

70代男性。特記すべき既往歴はなく，手術歴もない。

長年，兄と2人暮らしだったが，X－5年に兄が亡くなってからは独居で身寄りがない。地域包括支援センターも本人のことは把握しておらず，これまで介護認定やサービスの利用はない。ただし，Qさんの兄を担当していたケアマネジャーがいることが後日判明した。

11.2.2　現病歴

X年7月ごろより排尿困難の自覚があったものの，受診には至っていなかった。X年12月，外出先で転倒し救急搬送された。尿閉に伴う急性腎不全のためｉ病院泌尿器科病棟に緊急入院となり，膀胱にたまった尿を排出するために尿道カテーテル留置となった。各種検査から遠隔転移はないものの，局所浸潤を認める前立腺がんと診断された。

11.3　事例の経過

入院中，病棟のルールや伝えた内容の理解が不十分な面が散見されるという看護師からの指摘により認知症が疑われ，脳神経内科の対診で認知症の精査が進められた。その結果，MRI検査では海馬の萎縮を認め，Mini Mental State Examination（MMSE）は22点（見当識：－4点，計算：－1点，遅延再生：－3点）と近時記憶障害や見当識障害を伴う軽度の認知機能低下を認めることから，アルツハイマー型認知症と診断された。

前立腺がんの治療に関しては，根治性の面や本人の**生活の質**（QOL）を総合的に判断し，標準治療である前立腺全摘除術が勧められた。しかしながら，Qさんは「死んでもいい」「手術は絶対しない」と当初頑なに拒否をしていた。その後，主治医や看護師から繰り返し説明が行われるなかで理解が進み，前立腺がんであること，手術が必要なレベルであることについて本人自身も言及する場面は見られるようになったものの，「親にもらった体に傷をつけたくない」と拒否することもあれば，「先生がそこまで言うなら痛くないようお願いします」と同意を示したり，「自分では決められない」と言ったりと意見は二転三転していた。

本事例は，身寄りがないため親族からの情報収集や意向の確認を行うことができず，手術を行うか否かの決定に当たって本人のみの意思を確認して行う必要があるが，認知症のため同意に有効性があるのか分からないということで院内の臨床倫理問題相談委員会へ相談されたケースである。なお，i 病院の臨床倫理問題相談委員会は，臨床研究を除く医療行為に関して法的および倫理的規範に則して倫理面からの検討などを行うために設置されている。院内の医師，看護師，公認心理師，法学・臨床倫理の有識者，学外の法学・倫理学の有識者など多職種から構成されている。

11.3.1　Jonsen の臨床倫理 4 分割法による検討

臨床倫理問題相談委員会では，事例を検討する際のフレームワークとして **Jonsen の臨床倫理 4 分割法**を用いている（図 11.1）。本人にとっての最善とは何かについて多職種で検討するため，

①医学的適応

②患者の意向

③ QOL

④周囲の状況

といった 4 つの観点で事例を取り巻く情報や問題点を整理するようになっている。次のアクションプランを考える際に有用な手法である。

Q さんの事例について，4 分割法で検討した概要は図 11.2 の通りである。初回の検討で課題となったのは，果たして本人がどこまで治療の内容やメリットとデメリットについて理解した上で意向を示しているのかという点である。そこで，まずは本人の医療同意能力を精査し，本人の意向について確認する必要があると判断され，医療同意能力評価が行われた。

医学的適応	患者の意向
善行と無危害の原則 1. 患者の医学的問題は何か？病歴は？診断は？予後は？ 2. 急性か，慢性か，重体か，救急か？可逆的か？ 3. 治療の目標は何か？ 4. 治療が成功する確率は？ 5. 治療が奏功しない場合の計画は何か？ 6. 要約すると，この患者が医学的および看護的ケアからどのくらい利益を得られるか？また，どのように害を避けることができるか？	自律性尊重の原則 1. 患者には精神的判断能力と法的対応能力があるか？能力がないという証拠はあるか？ 2. 対応能力がある場合，患者は治療への意向についてどう言っているか？ 3. 患者は利益とリスクについて知らされ，それを理解し，同意しているか？ 4. 対応能力がない場合，適切な代理人は誰か？その代理人は意思決定に関して適切な基準を用いているか？ 5. 患者の事前指示はあるか？ 6. 患者は治療に非協力的か，または協力出来ない状態か？その場合，なぜか？ 7. 要約すると，患者の選択権は倫理・法律上最大限に尊重されているか？
QOL	**周囲の状況**
善行と無危害と自律性尊重の原則 1. 治療した場合，あるいはしなかった場合に，通常の生活に復帰できる見込みはどの程度か？ 2. 治療が成功した場合，患者にとって身体的，精神的，社会的に失うものは何か？ 3. 医療者による患者のQOL評価に偏見を抱かせる要因はあるか？ 4. 患者の現在の状態と予測される将来像は延命が望ましくないと判断されるかもしれない状態か？ 5. 治療をやめる計画やその理論的根拠はあるか？ 6. 緩和ケアの計画はあるか？	忠実義務と公正の原則 1. 治療に関する決定に影響する家族の要因はあるか？ 2. 治療に関する決定に影響する医療者側（医師・看護師）の要因はあるか？ 3. 財政的・経済的要因はあるか？ 4. 宗教的・文化的要因はあるか？ 5. 守秘義務を制限する要因はあるか？ 6. 資源配分の問題はあるか？ 7. 治療に関する決定に法律はどのように影響するか？ 8. 臨床研究や教育は関係しているか？ 9. 医療者や施設側で利害対立はあるか？

図 11.1
臨床倫理 4 分割法
出典：Jonsen, Siegler, & Winslade（2002 赤林・蔵田・児玉，2006），p. 13

医学的適応	患者の意向
• 局所浸潤を認める前立腺がん，遠隔転移なし • 局所浸潤を認める前立腺がんに対して手術は根治性の面から標準治療として勧められる（5 年生存率 100%） • 手術をしない場合，病状進行に伴う全身転移，局所の疼痛が予想される。また，尿道カテーテル留置は尿閉のための一時的な処置であり，長期的な尿路管理を行うのであれば膀胱瘻カテーテル管理を検討することが望ましい	• 前立腺がん，手術が必要なレベルであることは理解している様子 • 治療については手術する，手術しない，任せると意思が二転三転している • 認知機能の低下があり，本人は手術のメリットとリスクについてどの程度理解した上での意思なのかが不明確 • 代理人や事前指示はない
QOL	**周囲の状況**
• 手術により根治の可能性が高く，術後は自宅でもとの生活に戻れる可能性が高い。ただし，尿漏れなどによる QOL の低下は生じ得る。 • 手術をしない場合，在宅で尿道カテーテル（膀胱瘻カテーテル）を自己管理することの問題（定期受診，尿路感染症や自己抜去のリスク）	1. 独居（家族の意向なし） 2. 介護認定，サービスの利用はない

図 11.2
Q さんの事例に関する臨床倫理 4 分割法

11.4　課題の分析

11.4.1　医療同意能力評価

(1) 事前の準備と工夫

事前にQさんのカルテを参照し，これまでの経過を確認した上で泌尿器科の主治医とミーティングの場を設けた。これまで主治医から本人に行った説明について情報提供を受け，さらに医療同意能力評価で確認すべき点として疾患の説明や治療の内容，手術する場合のメリットとデメリット，手術をせずに経過観察を行う場合のメリットとデメリットについて整理した（表 11.2)。なお，手術のデメリットについて，前立腺全摘除術に起こり得る術後合併症は出血，感染，痛み，尿失禁，排尿困難・頻尿，性機能障害，直腸損傷，肺塞栓，鼠径ヘルニア，その他合併症など複数に及ぶ。これらを1つ

表 11.2
Qさんの医療同意能力評価時に用いた理解の確認項目

理　解
①疾患について
・診断名：前立腺がん
・特徴：がんが尿の通り道を塞いで排尿ができなくなっている
・特徴：尿道カテーテルで尿を出している
・特徴：がんの進行に伴い，病変に痛みや出血が出る
・経過：がんは身体に転移して命にもかかわる可能性が高い
②治療について
・治療名：前立腺全摘除術（手術）
・特徴：手術でがんがある前立腺をすべて取り，尿路変更を行う
・特徴：手術時間は 6 時間
・特徴：全身麻酔
③治療のメリット・デメリット
・メリット：尿道カテーテルを外して，トイレで自力で排尿できる
・メリット：長生きできる可能性が高くなる
・デメリット：出血が多い場合は輸血をする可能性がある
・デメリット：術後に尿漏れが起こりやすい
・デメリット：術中・術後，体を動かせないため，血の流れが悪くなり，血栓ができて，血管内につまってしまうことがある（深部静脈血栓症・肺塞栓症）
治療しない場合のメリット・デメリット
・メリット：前立腺を取らなくてよい
・メリット：手術の痛みや不安を感じない
・デメリット：尿道カテーテルをつけ続ける必要がある
・デメリット：尿道カテーテルの管理のために 2 週間に 1 回は定期的に通院する必要がある
・デメリット：がんが悪化して身体に転移する可能性が高く，命に関わる可能性がある

ずつ丁寧に説明し評価を行うのが理想ではあるが，情報を提示しすぎることで，かえって認知症高齢者の理解を損なってしまう可能性がある。そのため，手術のデメリットに関しては主治医とともに検討し，最も優先順位の高いデメリット 3 点（①出血が多い場合の輸血の可能性，②尿失禁，③深部静脈血栓症・肺塞栓症）に絞った。

さらに，Qさんは午前中の時間帯は比較的落ち着いて過ごすことが多いという情報を病棟の看護師から受け，説明に集中できる静かな環境として病棟内の面談室を使用して午前中に医療同意能力評価を行うこととした。医療同意能力評価に先立ち，Qさんへの挨拶を兼ねて面談の日程を伝えに訪室したところ，すでに病棟看護師からも心理職との面談を予定している旨の説明を直前に受けており，「手術のことで詳しく説明してくれるのか」と拒否することもなく納得している様子だった。

11.4.2　医療同意能力評価の実際

本人との 1 対 1 での面談を行った。評価時には通常の大きさの声で行っても聞き返しや聞き間違いはなく，聴覚障害による影響はうかがえなかった。説明の繰り返しや雑談，休憩も含めて評価にかかった時間は 40 分程度であった。

(1) 理　解

まずは，表 11.2 の内容をもとに改めて心理職から説明を行った。その際，「Qさん，身体の前立腺というところにがんができています。このがんが悪さをしていて，おしっこの通り道を塞いでしまっています。そのため，今はおしっこが出なくなっている状況です。一時的にこの管をつけておしっこを出しています」といったように一文を簡潔に，かつ，できるだけ医学用語を平易な用語に言い換えて説明した。さらに，目の前でキーワードを箇条書きしたり，病変のイラストを提示したりして，視覚的に理解を促すように心がけた。その上で疾患の理解について，「ここまでの説明を踏まえて，どういう病気と聞いているか，Qさんご自身の言葉で説明してもらえますか」と聞くと最初は戸惑いを示し，「分からん」との返答であった。そのため「診断名は何と聞いていますか」「症状についてはどんな説明がありましたか」と一つ一つ具体的に質問を行っていくと，「前立腺のがん」「がんのせいでおしっこができなくなってる」「この管でおしっこを出している」といったことをぽつぽつと回答した。

手術の内容やメリットに関しては「前立腺を切って手術に成功したら，このおしっこの管を外せる」「がんをとって長生きできる」と説明された内容を本人の言葉で十分に説明することができていた。一方，手術のデメリットである尿漏れなどの後遺症のリスクについては理解が難しく，繰り返し説明するとともに目の前でキーワードを書いて示したが，「ちょっと分からん」

「聞いていない」という発言に終始した。

手術をしない場合のメリットは「特にないんじゃないか」「(手術の) 痛みがないって言うけれど，がんが悪化したら痛くなるんじゃないの」，手術をしない場合のデメリットは「おしっこの管をずっと外せない」「がんが悪化する」と説明を受けた内容をおおむね本人の言葉で話すことはできていた。

(2) 認　識

疾患についての認識を問われると，「先生の言う通り，がんだと思う」「みんなが説明してくれたので」と前立腺がんであることについては納得している発言を認めた。手術をすることが自分にとって役に立つと思うかどうか，治療についての認識を確認したところ「長生きするんだったら，とったほうがいいんやろな」とのことだったため，「長生きしたら，どんなことをしたいと思いますか」と心理職が尋ねると，「亡くなった兄の代わりに家を守りたい。生きている限り，両親と兄に一生線香をあげるのが自分の務め。そうすると長生きしないといけんな」とのことだった。これらの発言を踏まえると，疾患についての認識および治療についての認識もおおむね保たれていると考えられた。

(3) 論理的思考

手術をするか，手術をせずに経過を見るか２つの選択肢のうちどちらがよいと思うかの質問に対しては「手術」との回答が返ってきたため，「どのような点から手術のほうがいいと思われましたか」と質問すると，「後々家のことを考えたら手術したほうがええんやろうと思う」とのことだった。

今後の見通しについて，手術をした場合，これからの生活にどのような影響があると思うかを聞いたところ，「家のやれるべきことをきっちりできる気がする」，一方，手術せずに経過を見た場合には「今までの話で聞いたように後々が苦しくなる」との回答を認めた。

(4) 選択の表明

「やっぱり手術は怖い」「不安だ」と言いつつも，最終的には「でも，やっぱり手術したほうがいいんだろうな」という意見で一貫していたことから，選択の表明は十分に保たれていると考えられた。

(5) 医療同意能力評価のまとめ

上述のやりとりを踏まえると，手術のデメリットに関する理解は不十分である一方，治療の内容やメリット，予後などはおおむね理解していることがうかがえた。また，自宅に帰って家族のために線香をあげたい，家を守りたいという本人の価値観に照らし合わせ，手術するか否かの選択肢を比較検討した上で手術を選択していると考えられた。

11.5　心理学的支援のプラン――意思決定を促すための工夫

医療同意能力評価を行う際には，本人との信頼関係を築き，理解を促しながら意思をくみ取る工夫が欠かせない。また，こうした取り組みは能力評価を行う準備段階から意識しておく必要がある。本事例で活用した意思決定能力を促すための工夫を表 11.3 にまとめた。なお，大きく口を開けて発音する（口形を示す）ことは難聴がある人にとって理解を促す一助になり得るが，コロナ禍におけるマスク着用によって困難になっている。筆談や説明用

表 11.3
医療同意能力を構成する 4 要素

準備	• 説明に集中できる環境の準備 • 本人が落ち着いている時間帯の確認 • 可能であれば事前に直接会って自己紹介，挨拶をする • 難聴や視力障害の有無の確認（補聴器，眼鏡の利用の検討）
同意能力評価時	• 低めの声でゆっくり，はっきり簡潔に伝える（一文のキーワードは 1～2 語にとどめる） • 大きく口を開けて発音する（口形を示す） • 言語理解に困難さを伴う場合は適宜，筆談を用いる • 本人の理解度に応じた表現，馴染みのある表現への言い換えを行う • 口頭での説明だけでなく，説明時のキーワードを箇条書きで書く • イラストや写真，図など文字以外に視覚的に伝える手法も併用する • オープンド・クエスチョンでの質問で回答が難しい場合，「はい」「いいえ」で回答できる質問や選択肢を提示するなどクローズド・クエスチョンを行う

出典：成本（2022）の p. 48 を著者一部改変

の資料を積極的に活用して理解を促すのに加え，アイコンタクトや相づち，うなずきなどのジェスチャーを活用し，ノンバーバルコミュニケーションにもいっそう注意を払うことが重要となる。

11.6　介入の結果および効果の評価

11.6.1　臨床倫理問題相談委員会での検討の結果

Qさんに対する医療同意能力評価の結果について，主治医，委員会のメンバーらと共有した。公認心理師からは，手術のデメリットに関する理解が不十分であり，繰り返しの教示や書面に書いて示すなどの対応をとったが効果はなかったことを伝えた。一方，治療の内容やメリット，予後などはおおむね理解しており，病識も有していること，自宅に帰って家族のために線香をあげたい，家を守りたいという本人の価値観に裏打ちされた選択をしていると考えられることを伝えた。その際，本人の発言内容をできるだけそのまま忠実に伝えることを意識し，かつ，今後の対応方法の参考にするためにも，どのような意思決定を促す工夫が効果的だったのかも含めて情報共有をした。さらに，手術に関しては同意の意向を示しているものの，面談中に何度も手術への不安を口にしていたことも併せて申し伝えた。手術歴のないQさんにとって，人生で初めて経験する手術に関して不安を抱くのは当然のことであり，不安の軽減に努めることでより本人の意向が安定する可能性がある。

委員会で検討した結果，手術のデメリットについては追加で繰り返し説明を行い，理解を促すことを前提としながらも，一定の医療同意能力が保たれた上で同意をしているとの判断に至った。ただし，手術のデメリットを繰り返し伝えることで，いっそう不安を高めてしまうのではないかという懸念が看護師側から指摘された。この点に関しては，手術のデメリットのみを独立して扱うのではなく，まずは本人がどんな点を不安に思っているのかを改めて丁寧に確認し，不安軽減のための糸口を一緒に考えるなかで，治療の内容の一部としてデメリットの点も扱っていくことが望ましいのではないかという議論に至った。また，Qさんの兄を担当していたケアマネジャーにも連絡をして，手術に関するインフォームド・コンセントの場に同席してもらうことも提案された。こうした検討を踏まえ，手術を行うことに関しての合意形成が図られた。

11.6.2　その後の経過

手術の意向について確認するなかで，「手術怖いな」「どのくらい痛いのかな」と手術の痛みに関する不安を述べる場面が見受けられ，その都度，看護師らが本人の話を傾聴したり，術後の回復過程や疼痛コントロール，セルフケア援助について具体的に分かりやすく説明したりするなど，不安解消に向けた働きかけを行った。同時に，手術のデメリットに関して，主治医や看護師からの説明を受けるなかで「手術した後はおしっこが漏れる」と尿漏れのリスクについては理解が得られる日も出てきた。さらに，Q さんの兄を担当していたケアマネジャーとも連絡がつき，インフォームド・コンセントの場に同席してもらうことが可能となった。こうした関わりが功を奏したのか，手術を拒否する発言はなくなり，無事に手術は行われた。術後の精神状態は比較的落ち着いており，術後経過は良好であった。Q さんの入院中に在宅生活に戻るために介護保険の申請が行われ，介護サービスの導入などが整い，入院第 42 日目に退院となった。

11.7　まとめ

本事例からは，身寄りのない認知症高齢者であっても，医療同意能力評価と意思決定支援，多職種による検討という丁寧な対応をとることで，本人の意思を尊重した治療が可能になることが示唆された。

こうした意思決定支援の取り組みの前提として，本人との信頼関係を構築し，いかに本人が気持ちを話しやすい場を提供できるかが重要である。えてして治療をするかしないか，どんな治療をするかといった治療の選択肢に焦点が当たりやすいが，本人が生活のなかでどんなことを大切に思っているのか（本人のこだわり，支えになっていること，習慣にしていることなど）について聴いていくことで，より本人の意向が明らかになり得る。痛みや不安が強い状況や認知機能障害が進行しているケースでは，本人自身が大切なものが分からない，伝えられないこともあるだろう。本人が繰り返し語るエピソードや表情を和らげて語る出来事のなかに，もしかしたら本人にとって大切なものや価値観が隠れているかもしれない。本人の表情や言動にも着目し，意向を推察していく関わりが大切である。

最後に，意思決定支援の方法や知識を普及啓発するための筆者らの取り組みを紹介したい。筆者らは，一般社団法人日本意思決定支援推進機構（https://www.dmsoj.com/）を設立し，高齢者の権利擁護と適切な意思決定支援のための普及啓発活動を行っている。当機構のホームページからは，意思決定支援ガイドなど意思決定支援の現場に役立つ有用な資料をダウンロードすることができるので，ぜひ活用してほしい。認知症高齢者の意思決定を支えるためには，高齢者に関わるすべての人が認知症の特性を理解し，本人の意思を尊重しながら支援するスキルを高めていくことが必要である。本章で紹介した内容はほんの序章に過ぎない。今後，さらに老年臨床の現場で意思決定支援のノウハウが蓄積されていくことを願っている。

【引用文献】

Grisso, T., & Appelbaum, P. S. (1998). *Assessing Competence to Consent to Treatment: A Guide for Physicians and Other Health Professionals.* Oxford University Press.（グリッソ，T.・アッペルボーム，P. S.　北村 總子・北村 俊則(訳)（2000）．治療に同意する能力を測定する：医療・看護・介護・福祉のためのガイドライン．日本評論社．）

Jonsen, A. R., Seigler, M., & Winslade, W. J. (2002). *Clinical Ethics: A Practical Approach to Ethical Decisions in Clinical Medicine* (5th ed.). McGraw-Hill.（赤林 朗・蔵田 伸雄・児玉 聡(監訳)（2006）．臨床倫理学：臨床医学における倫理的決定のための実践的なアプローチ（第５版）．新興医学出版社．）

Kato, Y., Matsuoka, T., Eguchi, Y., ... Narumoto, J. (2021). Anxiety impacts consent capacity to treatment in Alzheimer's disease. *Frontiers in Psychology, 12,* 685430.

加藤 佑佳・大庭 輝・成本 迅（2021）．認知症を伴う高齢者臨床に携わる心理職を対象とした質問紙調査：意思決定能力評価の観点を含めた業務実態と現場で直面した課題，および教育プログラムに関するニーズ．高齢者のケアと行動科学，*26*，103-121.

厚生労働省（2018）．認知症の人への日常生活・社会生活における意思決定支援ガイドライン．https://www.city.tsuyama.lg.jp/common/photo/free/files/10931/gaidorain.pdf（2023/4/13確認）

成本 迅（2018）．医療等の意思決定が困難な人に対する支援の方法：老年精神医学の視点から．実践成年後見，*72*，79-85.

成本 迅（2022）．認知症の人におけるアドバンス・ケア・プランニング．日本臨床内科医会会誌，*37*(1)，46-55.

成本 迅・認知症高齢者の医療選択をサポートするシステムの開発プロジェクト(編)（2016）．認知症の人の医療選択と意思決定支援．クリエイツかもがわ．

※参考資料（MacCAT-T（抗認知症薬）の記録用紙および採点基準）は，著者（成本迅）の researchmap の情報公開からダウンロード可能。
https://researchmap.jp/jnaru/%E8%B3%87%E6%96%99%E5%85%AC%E9%96%8B

略語一覧

※頻出する略語で，本文でスペルを割愛したもの。

略語	スペルアウト	訳語
ADL	activities of daily living	日常生活動作
BPSD	behavioral and psychological symptoms of dementia	認知症の行動・心理症状
DBD	Dementia Behavior Disturbance Scale	認知症行動障害尺度
GDS-15-J	Geriatric Depression Scale-15-Japanese	老年期うつ検査-15-日本版
HDS-R	Hasegawa's Dementia Scale Revised version	改訂長谷川式簡易知能評価スケール
IADL	instrumental activities of daily living	手段的日常生活動作
ICF	International Classification of Functioning, Disability and Health	国際生活機能分類
J-ZBI	Japanese version of the Zarit Caregiver Burden Interview	Zarit 介護負担尺度日本語版
MCI	mild cognitive impairment	軽度認知障害
QOL	quality of life	生活の質

読書案内

以下には，本書の内容の補足やさらなる理解を深めるために役立つ書籍を案内する。心理職向けの書籍はより専門的な理解を深めたい人に，介護者など一般の人にも勧めやすい書籍は介護者への心理教育などを行う際に役立つだろう。いずれの書籍も手元に一冊置いて損はない。ぜひ手に取っていただきたい。

【介護者など一般の人にも勧めやすい書籍】

ニコ・ニコルソン，佐藤 眞一 (2020).『マンガ 認知症』(ちくま新書) 筑摩書房.

- 祖母が認知症になったマンガ家の体験をもとに，認知症について分かりやすく解説している。最初にマンガから始まり，その後に詳細な解説という構成になっている。マンガを読むだけでも十分役立つが，解説を読むことで理解をより深めることができる。認知症についての心理教育が必要な家族等介護者へ勧めやすい一冊。

佐藤 眞一 (2018).『認知症の人の心の中はどうなっているのか？』(光文社新書) 光文社.

- 認知症の人は世界をどのように見て，どのように生きているのか。どのような苦しみがあり，共によりよく暮らすためにはどうしたらよいのか。認知症の人の心の世界について心理学者が解説した一冊。認知症の人の心の中を知り，認知症の人の視点に立ってみることで，どのような支援が必要なのかを気づかせてくれる。

繁田 雅弘(監修) (2018).『気持ちが楽になる 認知症の家族との暮らし方』 池田書店.

- 医師が監修した認知症の家族介護者向けの書籍。認知症に関する医学的，心理学的な知識だけでなく，介護者の体験談や，心理職では気づきにくい身体面での注意事項，介護保険制度の申請の仕方や各種サービスの情報等，認知症の介護に関わる人が知っておくべき大切な情報が幅広く紹介されている。生活支援に役立つ一冊。

【心理職向けの書籍】

大庭 輝・佐藤 眞一 (2021).『認知症 plus コミュニケーション：怒らない・否定しない・共感する』 日本看護協会出版会.

- 認知症の人とどのようにコミュニケーションをとったらよいのか，認知症の人の心の世界を心理学で紐解きながら解説した一冊。著者らが開発した，日常会話のなかから認知機能の評価を行う手法である日常会話式認知機能評価 CANDy について事例を交えながら詳細に解説している。内容は専門的であるが，文章はやさしく書かれているため介護者等にも勧められる。

黒川 由紀子・扇澤 史子(編) (2018).『認知症の心理アセスメント はじめの一歩』 医学書院.

- 認知症の実践において公認心理師に最も多く求められる業務であるアセスメントについて丁寧に解説した一冊。認知機能検査の導入時の注意点や脳領域別の認知機能の特徴，認知症診断別の細かな検査データ，検査結果のフィードバックの仕方など，特に心理検査を用いたアセスメントに必要な内容が充実している。

小海 宏之・若松 直樹・川西 智也(編) (2022).『認知症ケアのための心理アセスメントと心理支援：高齢者の心理臨床ハンドブック』 金剛出版.

- 認知症に限らず，高齢者の心理支援に必要な知識が網羅された一冊。社会の動向を俯瞰した上で，心理職として求められる役割や，支援において知っておくべきアセスメントや介入法，各種制度に関する基本的知識を学ぶことができる。当事者に対する支援だけでなく，家族等の介護者や，地域における支援のあり方についても取り上げられている。

長谷川 和夫・加藤 伸司 (2020).『「改訂長谷川式簡易知能評価スケール (HDS-R)」の手引き』 中央法規.

- 認知症のスクリーニング検査としてわが国で普及している改訂長谷川式簡易知能評価スケール（HDS-R）の実施方法や活用法について詳細に解説した一冊。開発者が実際に検査を行っている DVD 映像もついており，理解を深めるのに役立つ。

日本心理学会(監修) 岩原 昭彦・松井 三枝・平井 啓(編) (2021).『認知症に心理学ができること：医療とケアを向上させるために』 誠信書房.

- 認知症の問題に心理学がどのような貢献ができるのかを解説した一冊。神経心理学的視点の重要性や，認知症の人と共生する社会の構築に向けた心理学的支援法など，本書にも通じる内容が多様な視点から紹介されている。

あとがき

認知症は，知的機能の低下によって自立した生活が困難になることが主症状の症候群です。その意味では，注意や記憶などの基礎的な認知機能を含む知的機能の研究を担ってきた心理学は，認知症の基礎と応用の中心的な役割を果たすべき分野と言ってもよいと思います。しかし，認知症の神経学的研究が進展するにしたがって，実験心理学的知識に加えて認知機能に関する神経心理学的な対応が必要になってきたため，認知症の理解と臨床実践はより難しくなってきています。

そこで，本書の重要な目的の第１を，現場で認知症の臨床実践に携わっている心理職の方々や，将来の職業として心理職を目指している学生の皆様に，認知症に関する実験心理学的な知識に加えて，神経心理学的な理解を深めることの意義を理解してもらうことに置きました。そのために，第Ⅰ部理論編第１章と第２章で，その両者について現場の心理学的臨床実践に詳しい心理学者にまとめていただきました。類書と比較してもかなり深い記述になっていると思います。

第Ⅰ部理論編第３章とそれに続く第Ⅱ部事例編第４章～第 11 章では，認知症の心理学的臨床実践についての種々のアプローチの紹介と解説を，事例を通して記述していただきました。すべての章に通底している多職種連携の重要性と，心理職の独自性と役割を示すことが，本書の第２の重要な目的です。

序章や第３章でも示されている通り，多職種連携にはいくつかの形態があります。とはいえ，認知症に対する他の職種の学術的な方法論や知識，技術について理解するだけではなく，専門職としての立ち位置や心理職に何が求められているかを知ることも実践の場では重要であるという認識は共通しています。

心理学は認知症に関する研究と臨床において非常に重要な役割を果たすこ

とのできる学術・実践の領域であり，しかも介護スタッフや家族にも寄り添える専門職であるにもかかわらず，これまで社会の中で十分に活かしきれていなかったことに，編者二人は忸怩たる思いをしてきました。しかし，国家資格として公認心理師が誕生したことで，公的な資格者としての心理職が，いよいよその実力を示せる機会が巡ってきたと感じています。

読者の皆様には，編者二人のそのような思いが伝わることを念じるばかりです。本書を手に取っていただいたことを感謝するとともに，編者としてのこのような思いを伝えることができたら幸いです。

なお，本書の執筆・編集にあたって，誠信書房の小林弘昌氏には企画から構成に至るまで多くの貴重な助言をいただきました。ここに記して深謝申し上げます。

編者　　大庭 輝・佐藤 眞一

索　引

アルファベット

ア 行

カ 行

サ　行

タ　行

ナ　行

ハ　行

マ　行

ヤ　行

ラ　行

ワ　行

【編者紹介】

大庭　輝（おおば　ひかる）

弘前大学医学部心理支援科学科准教授，博士（人間科学），公認心理師，臨床心理士

主要著書：『福祉心理学』（2022，医歯薬出版，分担），『認知症に心理学ができること』（2021，誠信書房，分担），『認知症 plus コミュニケーション』（2021，日本看護協会出版会，共著）ほか多数

佐藤　眞一（さとう　しんいち）

大阪大学名誉教授，大阪府社会福祉事業団特別顧問，博士（医学）

主要著書：『心理老年学と臨床死生学』（2022，ミネルヴァ書房，編著），『認知症に心理学ができること』（2021，誠信書房，分担），『認知症 plus コミュニケーション』（2021，日本看護協会出版会，共著）ほか多数

【著者紹介】（執筆順，所属等は初版発行時現在のもの）

大庭　輝（おおば　ひかる）［序章，あとがき，読書案内］

編者紹介参照

佐藤　眞一（さとう　しんいち）［序章，あとがき］

編者紹介参照

岩原　昭彦（いわはら　あきひこ）［第1章］

京都女子大学発達教育学部教授，博士（心理学）

鈴木　則夫（すずき　のりお）［第2章］

滋賀県立総合病院老年内科専門員，博士（人間科学），公認心理師，言語聴覚士

藤田　雄（ふじた　ゆう）［第3章］

藍野病院，京都府立医科大学，公認心理師，臨床心理士

花輪　祐司（はなわ　ゆうじ）［第4章］

八尾こころのホスピタル，公認心理師，臨床心理士

宮　裕昭（みや　ひろあき）［第5章］

市立福知山市民病院，博士（カウンセリング科学），公認心理師，臨床心理士

渡辺　晋吾（わたなべ　しんご）［第6章］

運動器ケア　しまだ病院，公認心理師，臨床心理士

桑田 直弥（くわた なおや）［第7章］
運動器ケア しまだ病院，介護老人保健施設悠々亭，公認心理師，臨床心理士

松田 千広（まつだ ちひろ）［第8章］
鶴川サナトリウム病院，公認心理師，臨床心理士

瀬川 千尋（せがわ ちひろ）［第8章］
鶴川サナトリウム病院，公認心理師，臨床心理士

植田 裕吾（うえだ ゆうご）［第9章］
大富士病院，筑波大学，公認心理師，臨床心理士

山中 克夫（やまなか かつお）［第9章］
筑波大学人間系准教授，博士（学術），公認心理師，臨床心理士

松田 修（まつだ おさむ）［第10章］
上智大学総合人間科学部心理学科教授，博士（保健学），公認心理師，臨床心理士，臨床神経心理士

加藤 佑佳（かとう ゆか）［第11章］
京都府立医科大学大学院医学研究科精神機能病態学助教，博士（医学），公認心理師，臨床心理士

成本 迅（なるもと じん）［第11章］
京都府立医科大学大学院医学研究科精神機能病態学教授，博士（医学），医師

心理学で支える認知症の理論と臨床実践

2023年11月20日　第1刷発行

編　者　大庭　輝
　　　　佐藤眞一
発行者　柴田敏樹
印刷者　田中雅博

発行所　株式会社　誠信書房
〒112-0012　東京都文京区大塚3-20-6
電話　03-3946-5666
https://www.seishinshobo.co.jp/

©Hikaru Oba & Shinichi Sato, 2023　　印刷／製本　創栄図書印刷㈱
検印省略　　落丁・乱丁本はお取り替えいたします
ISBN978-4-414-41700-5 C3011　　Printed in Japan